母子の絆を強くする
心音セラピー

みかどクリニック院長
三角大慈

プロローグ

未来へとつなげる子育て

「心音セラピー」を独自に開発して早や二〇年が過ぎました。この二〇年間で、私がとくに強く印象に残っている二つの症例があります。

その一つは、

「私ってスゴイんですね！
私の心臓の音にこんなスゴイ力があるなんて！」

心音セラピーによって、子供（三歳の男児）の喘息が治った母親の言葉です。

弱々しく、いつも首を垂れ、うつむき加減だった子供が、自分の力で喘息の発作《ほっさ》を乗り越えたことによって自信がつき、強くなった。そして、笑顔がとても素敵になってきたのです。

そのとき、私は実感しました。弱い子供が強くなると、こんなにも魅力的な子供に変貌するのか！　と。

確かに、強い子供はとても魅力的なのですが、弱い子が強くなると、強い子とは一味違った魅力がでてきます。個人的には、私は弱い子供が強くなったときの方が好きです。

最初のころは、子育てに疲れ果てていた母親は、子供の余りの劇的な変化に驚きを隠せず、感激して言いました。

「子育てがこんなに楽しいなんて……
これまで思いもしませんでした！」

そんな母親の周りには、「この子は、この私が産んだ自慢の子供よ！」というオーラが、傍から誰が見てもハッキリとわかるほどに溢れ出ていました。

もう一つは、

「母親は子供に命をかけられる」

「心音セラピー」を受けたある母親の言葉です。この言葉を聞いたとき、私は男には絶対ない母親の底知れない強さを感じました。この強さをもって意識的、また無意識に子供を守っているのだ、と。

同時に、次の言葉が思い浮かびました。

「人間には、自分の生命よりも大切なものがある。
だから、守るのだ。
そして、次へ、未来へ受け渡す。
それ故に、人間にだけ歴史がある」

生命で最も大事なこと、それは「受け渡し」です。生命の質を向上させて、次へ、未来へ、受け渡すことです。それ故、未来へとつなげる子育てはとても大事になります。

おじいちゃん、おばあちゃんにとって、孫は宝そのものです。孫に自分たちが受け継いできた家系の行く末を託しています。しかし、その孫が病弱で、心が弱く、成人しても一人前になれずに仕事をすることなく家に引きこもってしまったら……。

おじいちゃんやおばあちゃんは、泣くに泣けないのではないでしょうか。孫の将来を悲観し、その行く末を心配しながら老後を過ごすことになってしまいます。それ程に、子育ては、孫の成長は、家族全体の生活に、その将来に大きな影響を及ぼすのです。

しかし、朗報です。

私が独自に開発した「心音セラピー」で子供が元気になると、それまで暗かった家の中が一変して家族皆に笑顔が戻り、幸せのオーラで包まれます。

子供には、家族全員を変えるほどの大きな力があるのです。

おじいちゃん、おばあちゃんは、孫の将来を楽しみながら残り少ない余生を過ごすことができます。

もくじ

四章　心音セラピーでなぜ症状が改善するのか

五章　子育ての急所は妊娠中の胎児期にある

六章　子供は何よりも健康であること

七章　大人になってからでは遅い

一章

「子育てがつらすぎる」というお母さんへ

★NHKスペシャル「ママたちが非常事態⁉」

『ママたちが非常事態⁉　最新科学で迫る　ニッポンの子育て
子育てがつらすぎる！　なぜこんなに不安で孤独なの？　私って、母親失格』

このようなショッキングなタイトルで、『NHKスペシャル』が平成二八年一月三一日に放映されました。番組は、脳科学・生理学・進化学など、最新の科学で母親たちが育児の孤独でつらいと感じる原因を解き明かしています。

現代ニッポンのお母さんたちが、いま子育てに深刻な悩みや不安を抱え、悲痛な叫び声をあげています。

そのことを夫は知らない！　深刻に受け止めていません。育児に忙殺されている妻には、「仕事が忙しい」とか「仕事で身も心もクタクタ」という夫の言い分は通用しません。この子育ての大変な時の妻への無理解が夫への不信感に繋がり、やがては将来の離婚にまで発展しかねないのです。

子供の夜泣きがひどくて、夜もろくに眠れずにイライラと怒りっぽくなっているお母さん。子供の喘息の発作で真夜中に何度も何度も病院に駆け込み、身も心もクタクタに疲れ果てているお母さん。すぐに熱をだし、アトピーで全身を掻きむしって血だらけになっている子供に途方に暮れるお母さん。

病気がちな子供を抱えているお母さんたちの心労は察して余りあるものがあります。

あるお母さんは、私につい本音を漏らしました。

「わが子を虐待寸前でした」

また、あるお母さんは苦悶の表情で言いました。

「わが子ながら、どうしても好きになれない……」

なぜ、今のお母さんたちは子育てにそんなに悩み、苦しむのでしょうか？

★「子育て支援」でお母さんたちは悩みから解放されているか

今、厚生労働省によって子育て支援が盛んにおこなわれています。その一環と

して、地域で子育てを支える趣旨のもとに「地域子育て支援拠点」が全国で五九六八カ所設置されています。（平成二四年度）

事業内容は

①　交流の場の提供・交流促進
②　子育てに関する相談・援助
③　地域の子育て関連情報提供
④　子育て・子育て支援に関する講習等

多額な補助金が交付されていますが、その効果はどうなのでしょうか？
お母さんたちは、子育ての悩みや苦しみから解放されているのでしょうか？
強い子供たちが育っているのでしょうか？

★かつて、日本は子供の楽園だった！

今から百数十年前、幕末から明治初期頃に来日した欧米の異邦人たちは当時の日本の子供、子育て、母親について絶賛しています。日本は子供の楽園であるとまで言っています。（『逝きし世の面影』渡辺京二・平凡社より）

日本について**「子供の楽園」**という表現を最初に用いたのはオールコックです。彼は初めて長崎に上陸したとき、「いたるところで、半身または全身はだかの子供の群れが、つまらぬことでわいわい騒いでいるのに出くわして」そう感じたのですが、この表現はこののち欧米人訪日者の愛用するところとなったのです。

　事実、日本の市街は子供に溢れていました。スエンソンによれば、日本の子供は「少し大きくなると外へ出され、遊び友達にまじって朝から晩まで通りで転げまわっている」

「子供たちの主たる運動場は街中である。……子供は交通のことなどすこしも構わずに、その遊びに没頭する。彼らは歩行者や、車を引いた人力車夫や、重い荷物を担いだ運搬夫が、独楽《こま》を踏んだり、羽根つき遊びで羽根の飛ぶのを邪魔したり、凧《たこ》の糸をみだしたりしないために、すこしのまわり道をいとわないことを知っているのである。

　馬が疾駆して来ても子供たちは、騎馬者や馭者を絶望させうるような落ち着きをもって眺めていて、その遊びに没頭する」

「家々の門前では、庶民の子供たちが羽根板で遊んだり、またはいろいろな形の凧

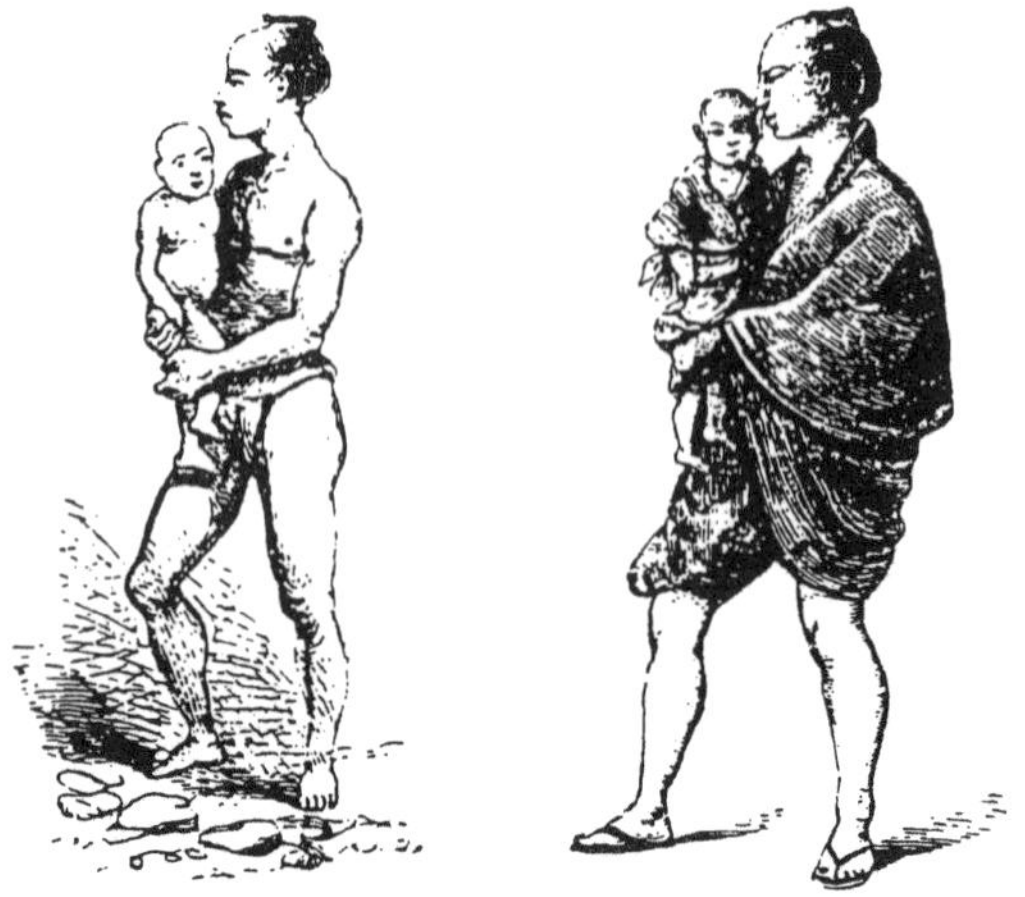

子どもをあやす(『逝きし世の面影』より)

をあげており、馬がそれをこわがるので馬の乗り手には大変迷惑である。親は子供たちを自由にとび回るにまかせているので、通りは子供でごったがえしている。たえず別当が馬の足下で子供を両腕で抱き上げ、そっと彼らの戸口の敷居の上におろす」

こういう情景はメリア・フレイザーによれば、明治二十年代になってもふつうであったようです。彼女が馬車で市中を行くと、先駆けする別当は「道路の中央に安心しきって座っている太った赤ちゃんを抱き上げながらわきへ移したり、耳の遠い老婆を道のかたわらへ丁重に導いたり、じっさい一〇ヤードごとに人命をひとつずつ救いながら進む」

★百数十年前に来日した欧米人の驚き

「街頭で最も興味ある風景は、子供の遊戯だった。米の粉で化粧され、唇は真っ赤に染められ、頭髪は甚だ異様に結い上げられた少女たちが、五、六人輪を作って羽子板遊びをしていた。彼女らの歌っているのは、羽根つきの邪魔する風を鎮める歌だった。

男の子たちは凧あげに夢中だ。竹馬に乗って競争する子供たちがいるかと思うと、六歳くらいの子が相撲をとっている。彼らの身体は頑丈で丸々太っていて、その赤い頬が健康と幸福を示していた」

「日本の子供たちは、優しく控えめな振る舞いといい、品のいい広い袖とひらひらする着物といい、見るものを魅了する。手足は美しいし、黒い眼はビーズ玉のよう。そしてその眼で物怖じも羞かみもせずにあなたをじっと見つめるのだ」

「**私はこれほど自分の子供に喜びをおぼえる人々を見たことがない**。子供を抱いたり背負ったり、歩くときは手をとり、子供の遊戯を見つめたりそれに加わったり、たえず新しい玩具をくれてやり、野遊びや祭りに連れていき、子供がいないとしんから満足することがない。

他人の子供にもそれなりの愛情と注意を注ぐ。

父も母も、自分の子に誇りをもっている。毎朝六時ごろ、三人か四人の男たちが低い塀に腰を下して、それぞれ自分の子供の体格と知恵を見せびらかしているのを見ていると大変面白い。その様子から判断すると、この朝の集まりでは、子供が主な話題となっているらしい」

★「日本の子供は泣かない」というのが定説だった

「子供は非常に美しくかわいいく、六、七歳で道理をわきまえるほど優れた理解をもっている。しかしその良い子供でも、これを父や母に感謝する必要はない。なぜなら父母は子供を罰したり、教育したりしないからである。

日本人は刀で人の首をはねることを何とも思わないのに、子供を罰することを

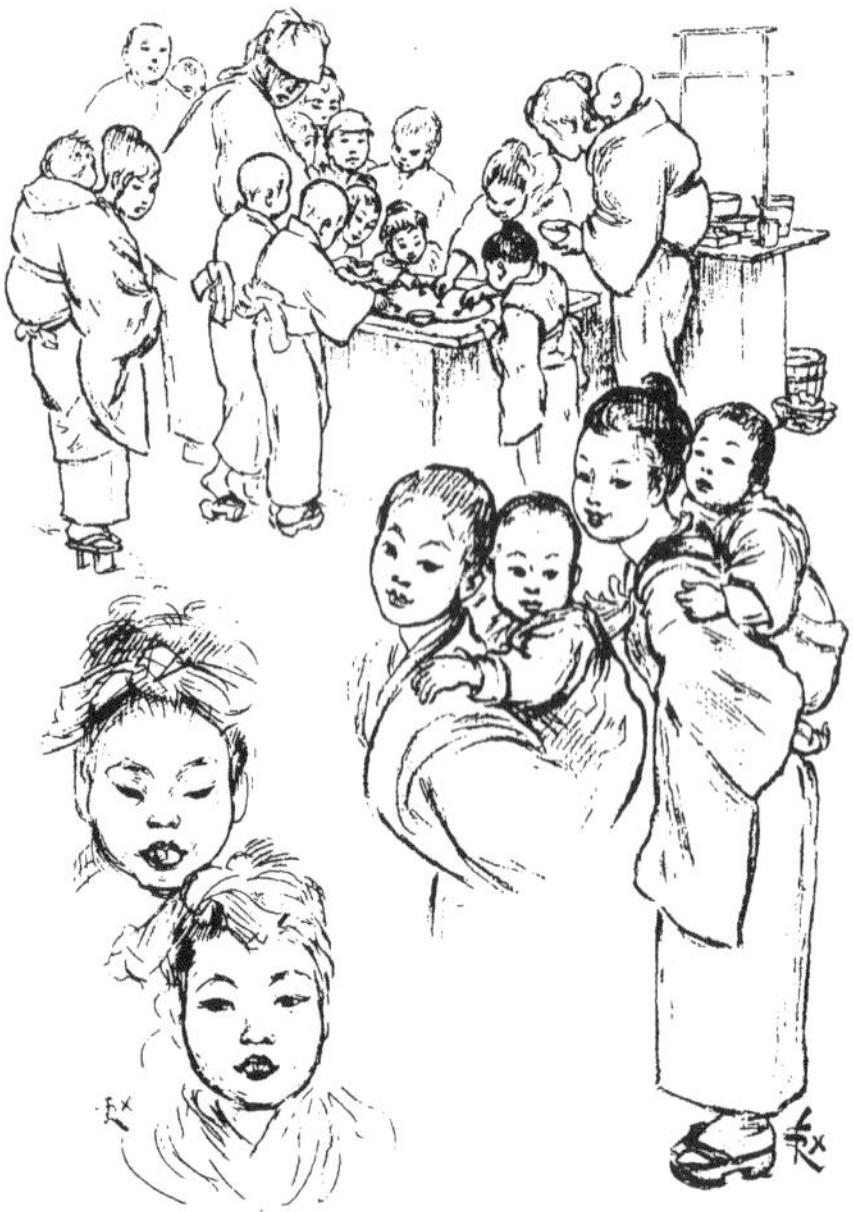

子どもたち(『逝きし世の面影』より)

残酷だと言う。我々の間では普通鞭で打って息子を懲罰する。日本ではそういうことは滅多におこなわれない。ただ言葉によって叱責するだけである」

日本の子供は泣かないというのは、訪日欧米人のいわば定説でした。

「赤ん坊が泣き叫ぶのを聞くことはめったになく、

私はいままでのところ、母親が赤ん坊に対して癇癪を起こしているのを一度も見ていない」とモースは書いています。

「私は日本の子供たちがとても好きだ。私はこれまで赤ん坊が泣くのを聞いたことがない。子供が厄介をかけたり、言うことをきかなかったりするのを見たことがない。英国の母親がおどしたりすかしたりして、子供をいやいや服従させる技術や脅し方は知られていないようだ」

日本の子供が泣かないのは、モースの言葉を借りれば、「刑罰もなく、咎められることもなく、叱られることもなく、うるさくぐずぐず言われることもない」

だがそれは一面では、子供のほうが親に対して従順で、叱られるようなことをせず、従って泣く必要もなかったということなのです。モースは「世界中で、両親を敬愛し老年者を尊敬すること、日本の子供に如くものはない」と言っています。

またブスケも、日本の子供はたしかに甘やかされているが、フランスの庶民の子供より良く躾けられていると感じました。

マクレイは一方では日本の「親は子供をひどく可愛がり甘やかす」と言いながら、「同時に子供に対して決して手綱を放さない」と見ている。

★「日本人の母親ほど愛情に富み、子供につくす親はいない」

日本の親は子供を放任していたのではなかったのです。子供は小さいときから礼儀作法を仕込まれていたし、アンベールも証言しているように、**親の最大の関心は子供の教育でした。**甘やかしや放任のように見えたのは、これもアンベール

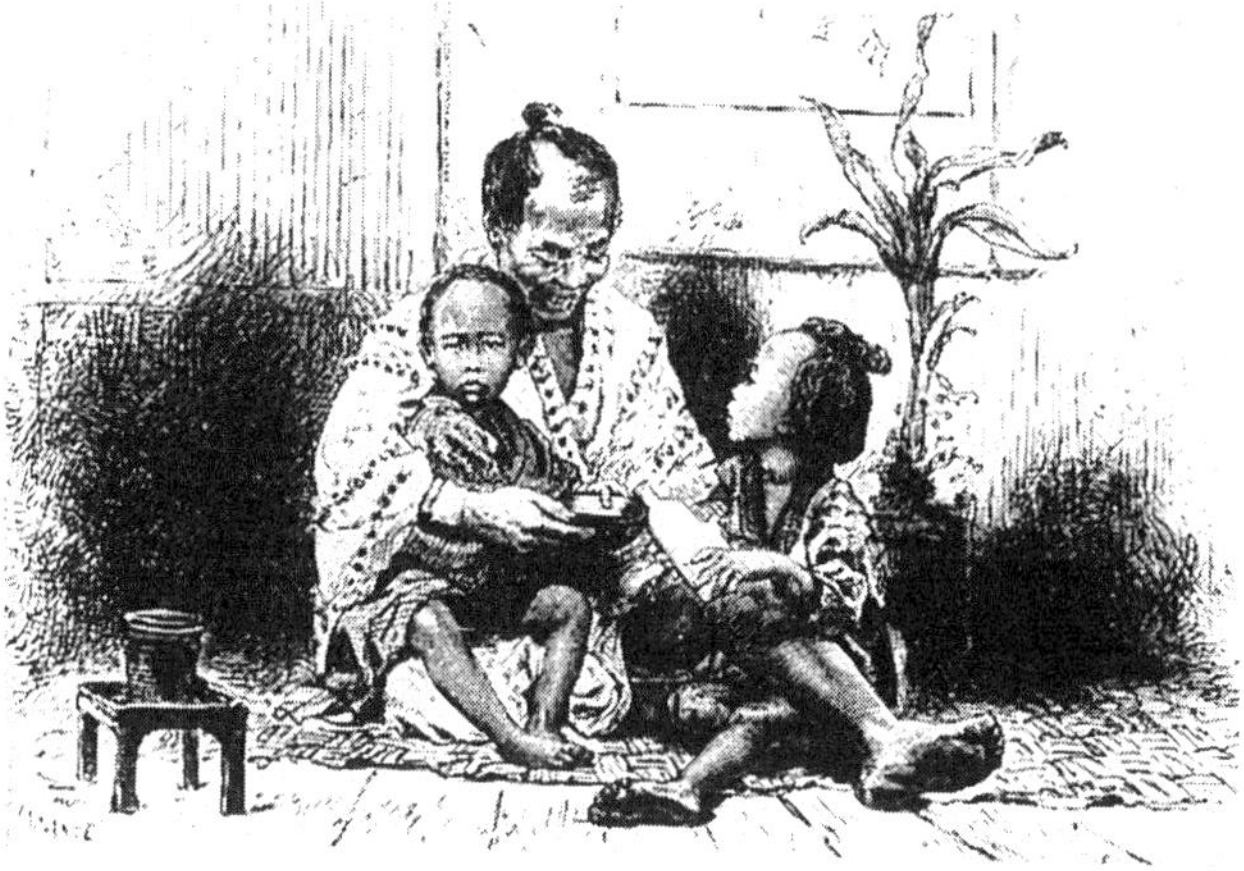

家庭の情景（『逝きし世の面影』より）

の言うとおり、親が子供の玩具にも遊戯にも祭礼にも干渉しないからでした。

バードはいつも菓子を用意していて子供たちに与えたが、**彼らはまず父か母の許しを得てからでないと、受け取るものは一人もいませんでした。許しを得るとにっこりと頭を下げ、他の子供に分け与えた。**堅苦しすぎるし、少しませている、とバードは感じました。

しかし一方、子供たちが遊びの際に自分たちだけでやるように教えられているそのやり方に彼女は感心しました。つまり、日本の子供は自分たちだけの独立した世界をもち、大人はそれに干渉しなかったのです。だからこそモースは、日本の子供が他のいずれの国の子供たちより多くの自由を持っていると感じたのです。

グリフィスは横浜に上陸して初めて日本の子供を見たとき、「何と可愛い子供。丸々と肥え、ばら色の肌、きらきらした眼」という感想を持ちました。

またスエンソンは「どの子もみんな健康そのもの、生命力、生きる喜びに輝いており、魅せられるほど愛らしく、仔犬と同様、日本人の成長をこの段階で止められないのが惜しまれる」と感じました。

日本についてすこぶる辛口な本を書いたムンツィンガーも「私は日本人ほど嫌いなヨーロッパ人をたくさん知っている。しかし日本の子供たちに魅了されない西洋人はいない」と言っています。

「日本人は確かに児童問題を解決している。日本の子供ほど行儀がよくて親切な子供はいない。また、日本人の母親ほど辛抱強く愛情に富み、子供につくす母親はいない」

★子育ての根幹は生後一三カ月にある

このように絶賛されていた日本の子育て、母親たち。それがわずか百数十年しかたっていない今、日本の、日本人の何が変わってしまったのでしょうか？

『子育てがつらすぎる！　なぜこんなに不安で孤独なの？　私って、母親失格』

といったタイトルでＮＨＫが特集を組むほどに、現代の母親たちはなぜ、子育てに悩み苦しむようになったのでしょうか。

私たち日本人は何か大切なものを見失ってしまったのではないでしょうか？

私は、子育ての根幹は胎生期と見なされる生後一三カ月にあると考えています。この時期は一生の基礎を作る大切な時期であり、行動はすべて赤ちゃんの要求を中心にすべきです。無病で過ごすことが大切です。

この時期に丈夫に育つ基礎さえきちんとしておけば、後はどんな環境に置かれても、それを乗り越えられます。

何か事が起こると、その影響が後にまで成長の異常として残ります。栄養がきちんとしていない子供だと、食べている間だけはよいが、病気などになるとすぐに萎《しな》びてしまいます。

三歳を過ぎた子育て支援では遅いのです。

★母親の母性が育まれていけば難問の多くは解決する

言葉や文字には国境がありますが、音楽には国境がありません。なぜだと思いますか?

言葉や文字は頭で処理をします。一方、**音楽は本能に直接響きます**。本能に響くから音楽には国境がないのです。このことは、子育てにも当てはまります。

「良い」「悪い」がわかるようになる三歳以降は、親や子育て支援策などの頭で考えた子育てが有効ですが、**三歳未満とくに生後一三カ月は本能・母性による子育てを優先**させなければなりません。

支援策もまた、母親の母性を育み、育てることがたいへん大事になってきます。現代の私達は、子育てを余りに理知的に捉え過ぎているような気がします。理知的に対処すればするほど、子育ての本質から大きくずれて問題を複雑化します。母性という本能に、子育ては委ねるべきではないでしょうか。

母親の母性が育まれていけば、子育ての抱える難問の多くは解決していくのです。

母親の母性の枯渇の遠因のひとつに、今の病院出産のあり方をあげることができるかと思います。**お産のあり方は母性と密接につながっています。**

出産直後の母親は、サッカー選手がゴールを決めたときのような強い覚醒作用があります。そこに自分の乳房を吸われたという特殊な感覚やホルモンの変化などで、母性のスイッチが入ります。

しかし、出産直後に母子が離されると、再び母親の胸に赤ちゃんを乗せても母性のスイッチは入らない。母子にとってまさに一生に一度のチャンスなのです。

人間はもともと母性をもっているわけではありません。状況とタイミングのなかで芽生えてくるのです。だから、お産が間違ってしまうと、その後の子育てもうまくいかなくなります。

育児も親が一方的に子育てをしているのではなく、子供の方も積極的に親から子育てさせる力を引き出しているのです。

つまり、絆は双方性だということです。

そして、大切なのはこの関係を育てていくことです。

では、母親の母性を育ませるにはどうしたら良いのでしょうか？

お産の間違いによって、母性が枯渇している母子のケースはどのように対処したら良いのでしょうか？

二章

母子の絆を強くする「心音セラピー」

★真の医療を追い求めるために鍼灸治療を学んだ

私は医者になりたての頃、生命の根幹から癒される真の医療を追い求めるために鍼灸治療を選択しました。今から四〇年ほど前のことです。

数年ほど鍼灸治療を独学してわかったことは、鍼灸治療は名人芸を必要とすること、名人芸は治療としては成り立つが、医学としての学問の対象にはならないという厳しい現実でした。一途に鍼灸治療に没頭していた私は途方に暮れました。

周囲の同僚たちの批判や冷たい視線を尻目に、これまでやってきたのは一体何だったのか、と。

こんな私に、救いの手を差し伸べてくれたのは、次のような言葉でした。

「乳牛に、モーツアルトなどのクラシック音楽を聞かせると乳の出がよくなる」

この言葉を小耳に挟んだとき、私は瞬時に次のように考えました。

「耳に聞かせてこのような生理作用があるのなら、音楽をツボに聴かせたらもっと効果があるに違いない！」

早速、私はツボに音楽を聴かせるために、音楽を電気信号に変換した微弱電流をツボに通電する方法を選択しました。そこで当時、師事していた高名な発明家の物理学者・宮沢秀明先生にその旨を伝えたところ、目の前で簡単な治療装置を作ってくれました。これが今現在のＮＡＭ治療装置の原形です。

★子供のツボに直接母親の心音を聞かせる

ツボと音との関係が次第にわかっていくうちに、子供にはどのような音よりも母親の心音が効くに違いないと考えました。そこで、医療機器の「ミニドップラー」を使って母親の心音を子供のツボに通電してみました。

結果は素晴らしいものでした。夜泣きなどは数回の治療で消失し、喘息や風邪などもいとも簡単に改善されました。そして、二〇〇七年に私は独自に心音装置「mama heartone 932」を開発しました。

詳細は後ほど述べますが、心音セラピーは、耳ではなく子供のツボに直接母親

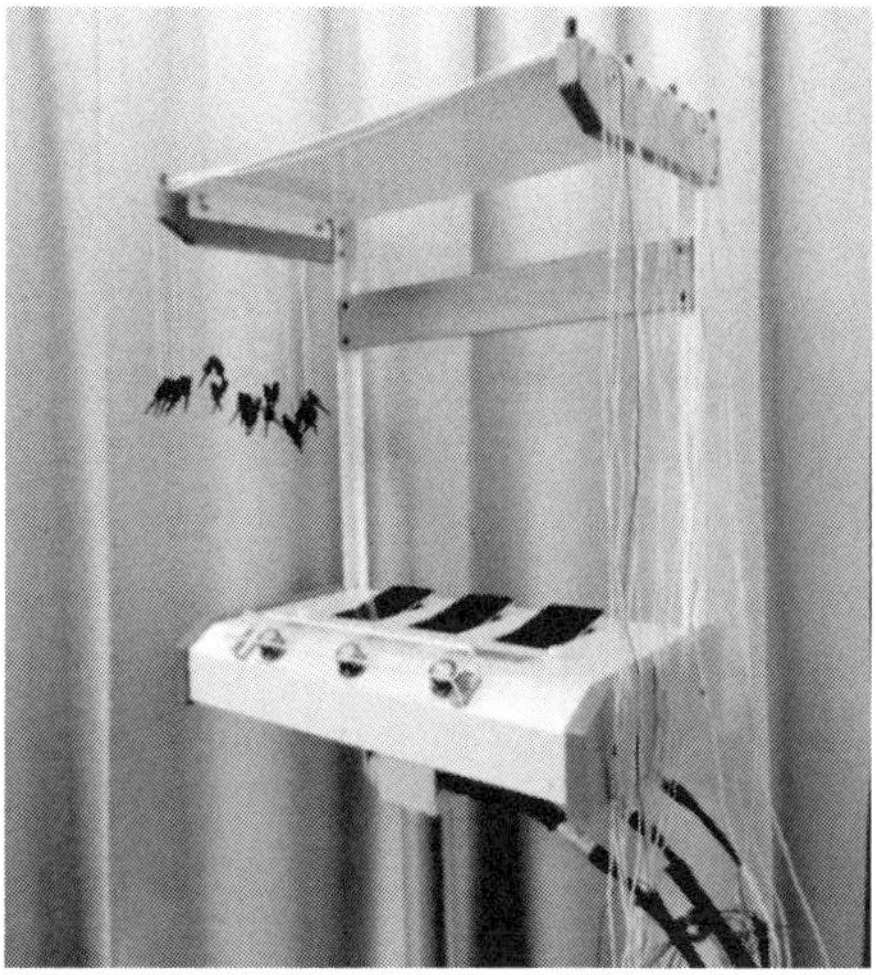

NAM治療装置

の心音を聴かせます。具体的には、心音を微弱電流に変換した電流を腰にある「命門」と背中の「身柱」の二カ所のツボに通電します。

電流をわが子に流すと聞くと世のお母さんたちはたいへん驚かれますが、微弱電流なので子供はまったく何も感じません。当然、痛みや不快感もまったくありません。ただ二カ所のツボに粘着パットを貼るだけです。このパットをイヤフォンと思っても何ら差し支えありません。耳で聞くのがイヤフォンで、ツボで聴くのがパットです。

★母子の「原信頼」が形成される時期

東日本大震災以降、日本国中で「絆」が声高に叫ばれてきています。人の絆、仲間の絆、家族の絆、日本人としての絆など、その時、場所によってそのニュアンスは違っていますが。

最近よく耳にする言葉ですが、そもそも絆って何?

漢字の成り立ちは、糸偏に半分です。半分ずつが糸で結ばれている? イメージ的には、何か目に見えない糸のようなもので結ぶ、もしくは結ばれているような気がしますが……。

そこで、チンパンジーの親子に注目してみることにします。チンパンジーの母親は生まれたばかりの赤ちゃんを胸に抱いて子育てをはじめます。胸に抱かれたチンパンジーの赤ちゃんにとって目の前の母親がすべてです。

安心に満ちた赤ちゃんの表情と、満足感に満ちた母親の表情。この安らかな母子の表情こそが、母親が子供を育てる原点だと思います。

そして、この時期に母子の「原信頼」が形成されるのです。

次の段階は、チンパンジーの母親がわが子を背中に乗せるときです。チンパンジーの子供にとっては、母親の背中の上ではじめて母親以外の世界を見ることになります。教育のはじまりです。

自分の背中に乗せるということは、子供の身を安全圏に置いて教育をするということです。いきなり、母親から離して子供の教育をするのではありません。野性のもつ教育方法は何と周到であることでしょう。

チンパンジーの子育てを見ると、絆というものに母と子の繋がりが大きく関与しているように思われます。そこで次に、人間の母と子の繋がりについて考えてみます。

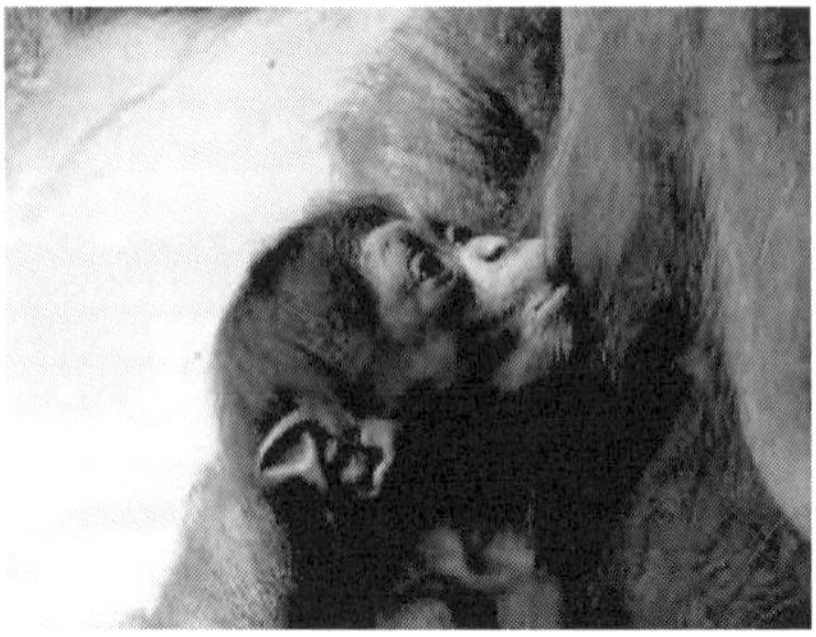

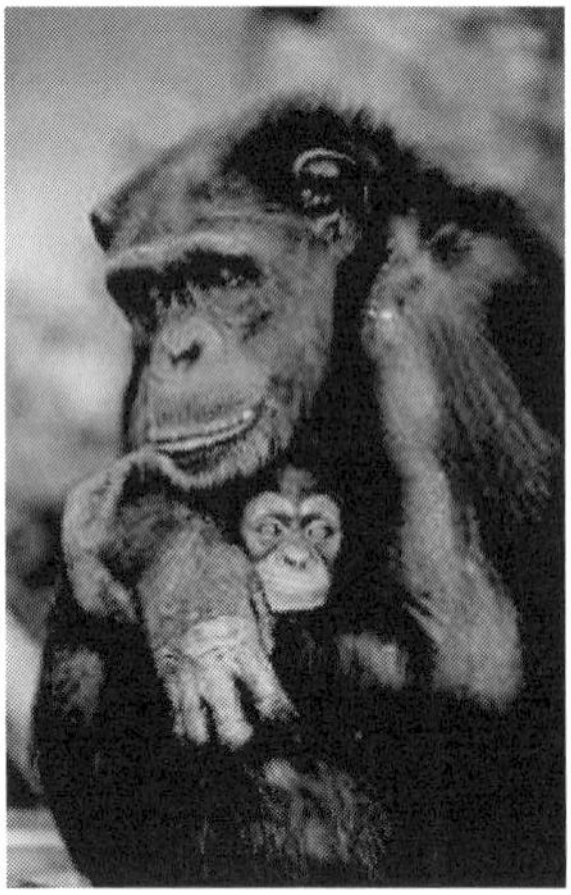

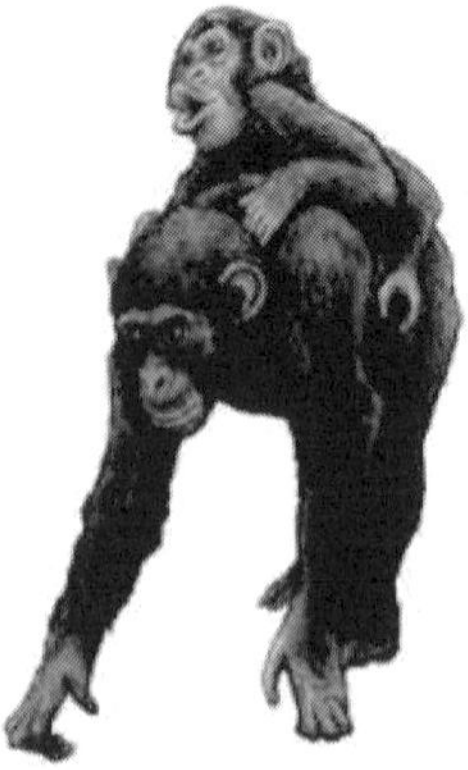

★絆の根っこにある、母と子の直接的な血の繋がり

胎児はお母さんのお腹の中の羊水に浮いて、臍の緒でお母さんと直接結ばれています。昔から、「血のつながり」という言葉があります。お腹の中で母と子が臍の緒で結ばれたその状態から来た言葉だと思います。

解剖学的には、子供の腸が臍の穴から顔を出してお母さんの子宮の壁に吸い付いた図柄と見ればよいと思います。

しかし実際は、こうした直接の吸着はありません。そこでは、腸のかわりに血

管が伸び、臍の緒に導かれて子宮に到達し、その壁のなかの「血の池」に毛細血管の根を下ろします。すなわち、母胎の栄養は血液を介して子供の肉体にまで運ばれるのです。

胎内では母と子は臍の緒で直接結ばれていますが、出産すると同時に臍の緒は切られます。次は、母親の血液は**「乳汁」**となって、子供の口から直接吸い取られ、子供の血となり肉となります。出産後も子供と母親の血の繋がりは継続されます。

一歳前後になると乳離れが起こり、母と子の血の繋がりは完全に途絶えてしまいます。この後に登場してくるのは絆です。親子の絆、兄弟の絆、家族の絆です。生まれた子供はこの絆によって親や兄弟との繋がりをもつのです。

絆の根っこには母と子の直接的な血の繋がりがあるのです。そして、この母と子の絆は**お産と生後一三カ月の子育てによって大きく決定付けられます。**

今、盛んに絆が声高に叫ばれていますが、母と子の絆を抜きに熱く語ったところで抜本的な解決策を見出すことはできないと考えます。

子宮の中における胎児とお母さんの繋がり

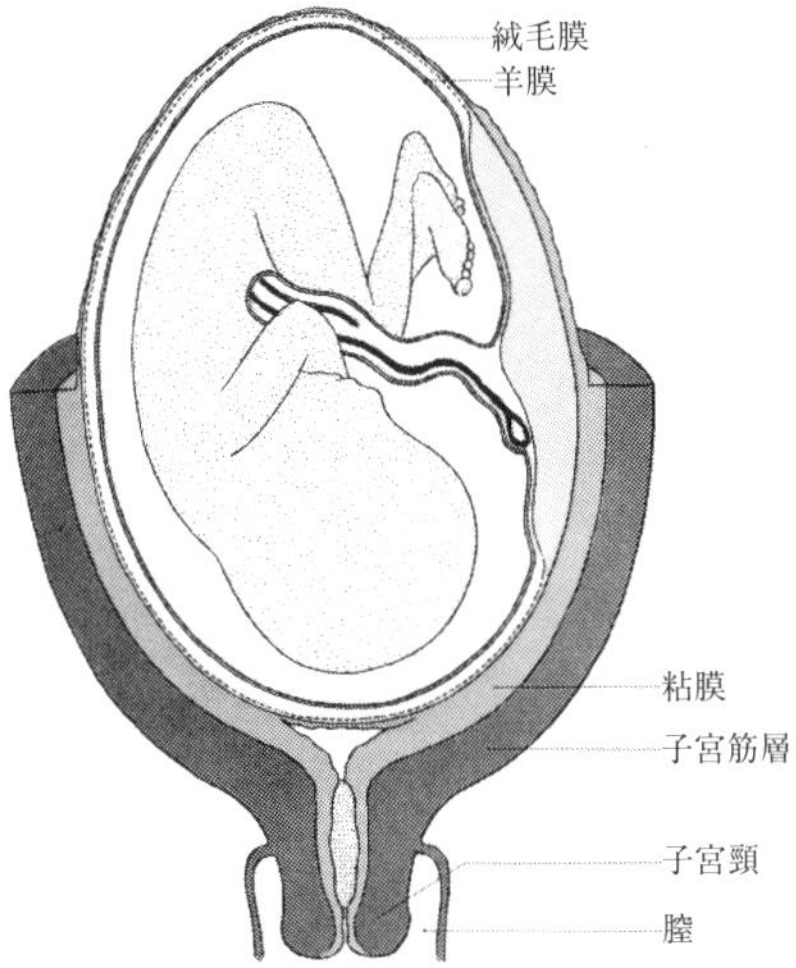

子宮粘膜に根をはる胎児

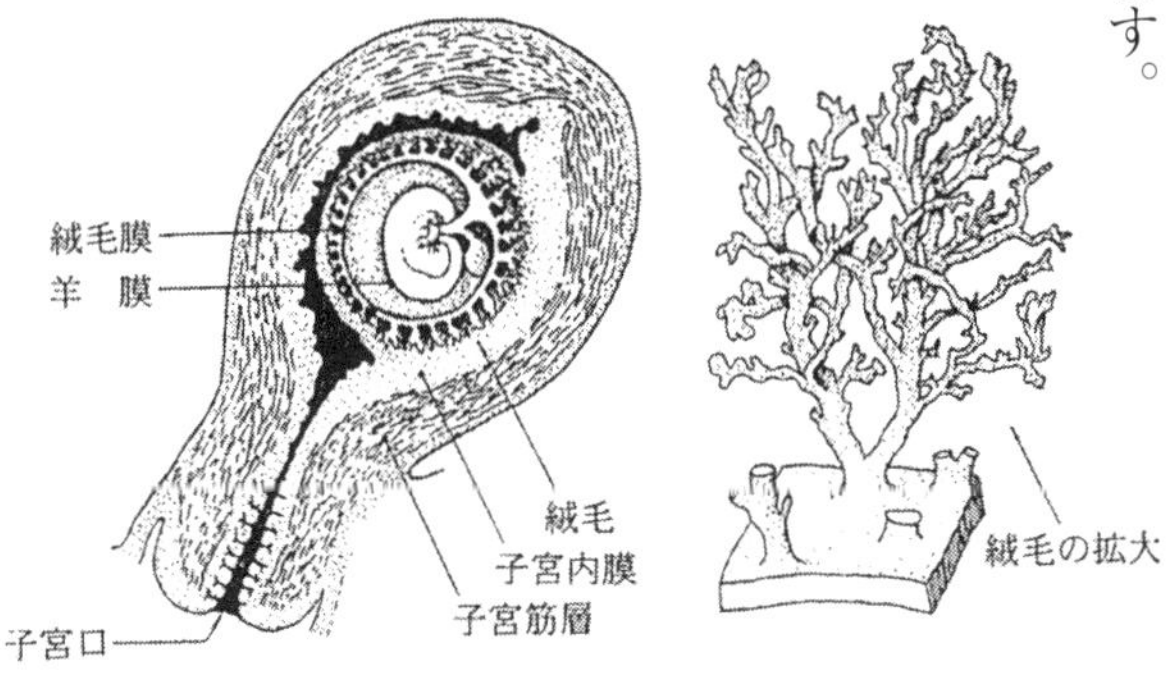

★母親の母性を育み、母子の絆を強くする「心音セラピー」

子育ての根幹にあるのは母子の絆です。この母子の絆が強いと、子供は健康にスクスクと育ちます。そして、母親は子育ての楽しさを実感できるようになります。ですから、今の子育ての多くの問題を解決するには、その第一歩は、母子の絆でなければならないのです。この**母子の絆を抜きにして子育ての問題は解決しない**のです。このことを、私は声を大にして言いたいのです。

問題は、母子の絆を強くするにはどうしたら良いのかということです。しかし、心配は要りません。なぜなら、その問題は私がもう既に解決したからです。

昔から、母親の心音が子供に良い影響を与えることは知られていました。

例えば、**泣き叫ぶ子供を左胸に抱いて母親の心音を聞かせると落ち着き、そのままスヤスヤ寝入ってしまう。**

また、心音を聞かせながら母乳を飲ませると子供の消化吸収が良くなる。

このような事実から、私は母親の心音に着目しました。そして、母親の心音を耳ではなく子供のツボに聴かせるために、「心音セラピー」を独自に開発しました。今から二〇年ほど前のことです。そして、普及するために、二〇〇七年に心音装置「mama heartone 932」を開発しました。

およそ二〇年間の臨床結果から、「心音セラピー」は母親の母性を育み母子の絆を強くすることが判明しました。

母親は我が子を愛おしく感じ、子育ての楽しさを実感できるようになります。

子供はすくすくと元気に育っていきます。そして、元気になれば子供の病気は自然と消えてなくなっていきます。

★心音セラピーの実際

心音セラピーの実際について説明します。

まず、心音装置「mama heartone 932」で、お母さんの心音を録音します。

二分三〇秒間録音し、これを二度再生して合計五分間通電します。

次は、子供の腰にある「命門」と背中の肩甲骨の間にある「身柱」の二カ所のツボに粘着パットを貼り付けます。

後は、再生のボタンを押すだけです。操作はいたって簡単です。

心音セラピーによる最初の変化としては、まず**子供がお母さんに甘えるようになります。**

施術した直後よりは、その日の夕方とか夜になると変化が現れることが多いように思われます。

次の変化はお母さんに現れます。

子供が妙に甘えてくるので母性が刺激され、**わが子が可愛く、愛おしくなってきます。**

夜泣きで何度も夜中に起こされ、疲れ果て、わが子が憎らしく感じているお母さんも同じです。

お母さんのこのような心境の変化に敏感に反応して、子供はますますお母さんに甘えてきます。

そうすると、お母さんもますますわが子が可愛くなってきます。後はこれの連鎖反応が起こり、**母子の絆が強くなっていきます。**母子のコミュニケーション能力が高まってきます。

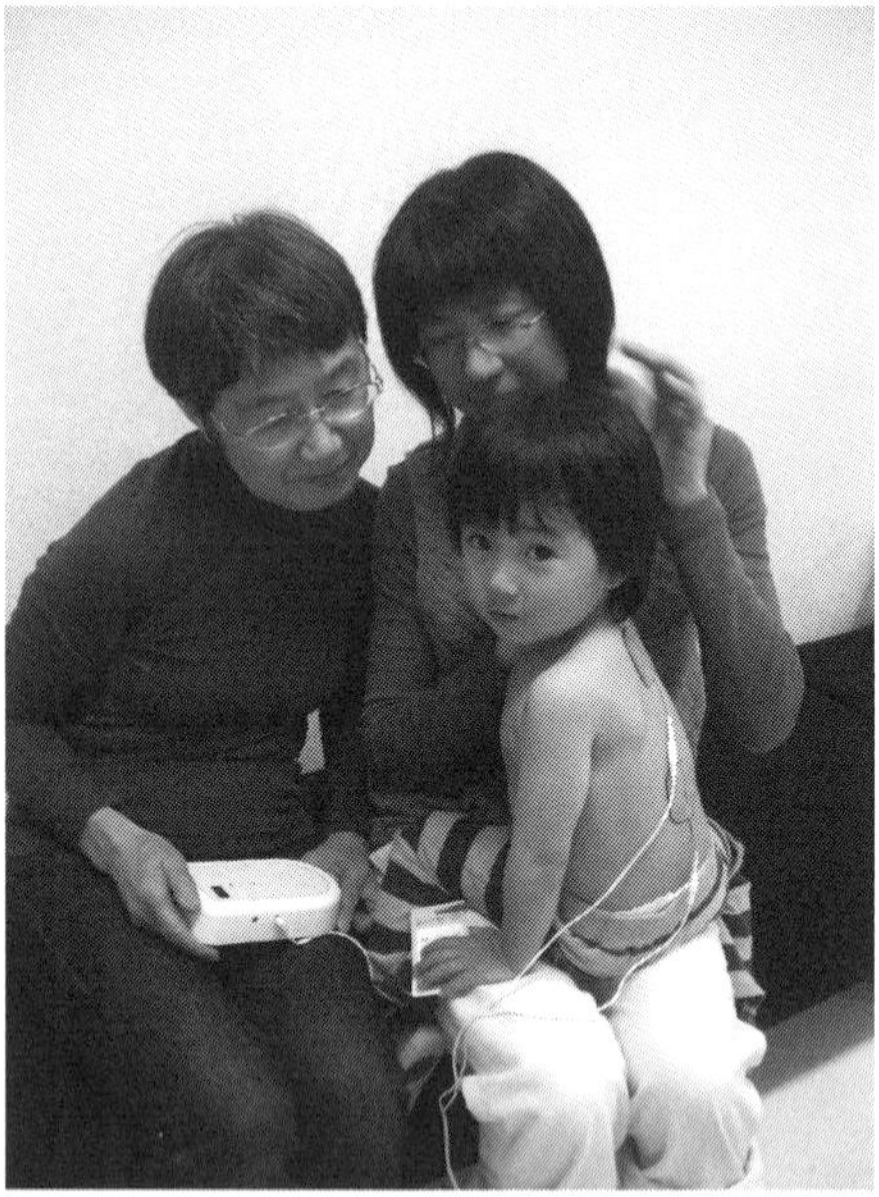

そして、**子育ての楽しさが実感としてお母さんには感じられる**ようになります。

虐待寸前までいったのがウソのように、子育ての楽しさ、わが子を誇らしげに思う気持ちがお母さんの心の中でふつふつと湧き上がってきます。

三章

最も大切なのは母親の気付き

★母親が変われば子供も変わる

心音セラピーで最も大事なことは**母親の気付き**です。我が子の微妙な変化に気付けるかどうかが、治療効果に大きく反映されてきます。その理由は、母子の絆が**双方向性**だからです。

例えば、子供の表情が豊かになった、よく笑うようになった、抱いたときに重く感じるようになったなど。こういった微妙な変化にすぐに気付く母親だと、心音セラピーの効果には素晴らしいものがあります。

しかし、なかなか気付けない母親も多くいます。気付けない母親だと、心音セラピーの効果が出るのに時間を要します。

心音セラピーにおける母親の気付きがいかに大事であるかを痛感した症例を幾つか紹介します。

夜泣きする生後一〇カ月の女児

一回の心音セラピーで女児の表情が豊かになりましたが、母親はその変化にはまったく気付けない。六、七回心音セラピーをおこなうも、母親は「少しも変わらない」と言うばかり。今思うに、母親の意識は夜泣きだけに向いていて、わが子の表情の変化にまで意識が回らなかったのでしょう。

その後、月に二回ほど思い出したかのようにクリニックに通院してきました。つい最近、久しぶりに受診。見るからに母親の表情が違っていました。子供への接し方まで違っていました。

そこで、私は確信をもって母親に尋ねてみました。

「どうですか、わが子が可愛くなってきたでしょう」

「可愛いなんてものではありません。思わず、頬ずりしたくなります。食べてしまいたくなります」

「この子は私が産んだのよ！　と、叫びたくなるでしょう？」と、私がさらに言葉を続けると、母親は大きくうなずきました。

子育ての楽しさを実感している母親の表情は、傍から見ても実に気持ち良いものです。美しく、幸せそのものです。男では絶対に味わうことの出来ない至福感であろうと思います。

どうも、気付きには個人差があるようです。また、効果がいまいちだな、と思っても焦ることなく時間をかけてみることも必要だと、この症例で思いました。心音セラピーの回数を増やすだけではなく、時にはこの症例のように間隔を開けることも大事なことがわかりました。しかし、心音セラピーを断念させてはいけません。このへんの匙加減、塩加減が難しい。

次に、母親の気付きで子供が激変した二つの症例を述べてみます。

一歳三カ月の多動の男児

落ち着きがなくいつも動き回り、その存在は周囲に不快感を与える。栄養状態はよく、栄養過多で肥り気味。授乳をまだ続けていました。

心音セラピーは週一回のペースで三カ月二週経過した頃、急に子供が変わりました。

そのきっかけは、**母親の心境の変化**にありました。

これまでの心音セラピーは、母親の都合に合わせて通っていたのが**子供のためと思うようになった途端に、断乳がスムーズに出来、子供が変化してきました。**

そうすると、これまであまり子供に近づかなかった祖父や祖母が急に孫を可愛がるようになり、夫も早く帰宅するようになって夫婦の仲も円満になりました。

先日、私は母親から沖縄旅行のお土産を貰いました。

「やっと、家族で一緒に旅行ができました。この子は飛行機の中で暴れることなく、泣くことなく、おとなしく坐っていました。

家族一緒に楽しく過ごすことができました。本当に、ありがとうございました」

私にとっては、沖縄のお土産もさるものながら母親の心からの笑顔が何よりもうれしく思いました。

男児の劇的な変化によって、母親は自信を取り戻しました。そして、次男を授かりました。次男は生後一カ月から心音セラピーを始め、元気にスクスクと育ち、生後一三カ月を無病で経過しました。

一歳二カ月のアトピーの男児

顔と背中、お腹に赤くただれた湿疹がありますが、みかどクリニックにおいてはそれほど重症なケースではありません。しかし、心音セラピーをしてもなかなか改善しませんでした。**その大きな原因の一つは母親の不安にありました。**

常に、母親は治るのだろうか、悪くなりはしないのだろうか、という不安を抱いていました。これでは治るものも治りません。

なぜなら、**皮膚はとくに心理面の影響を強く受ける**からです。母親の不安はすぐに子どもに伝わります。そして、子どもに不安が続く限り皮膚病は改善してはいきません。

子育ての王道は、我が子を信じる強さです。

我が子を信じる強さ、我が子の生きる力・成長する力を信じる強さを母親は持たねばいけません。それ故、子育ては修行でもあります。妊娠・出産・子育ては女性の一生のなかで最も大事な修行の時期です。

この修行によって母性は磨かれてきます。そして、男などは足元にも及ばない母親の強さを身につけます。

「お母さんの不安が続く限り、子供のアトピーは治りませんよ。子供が安心できる拠り所にならないと。子供はお母さんなしには生きていけないのだから」

「お母さんの気持ちはわかる。我が子のアトピーが治るのだろうか、悪くなっていくのではないだろうか、と不安になるのは母親なら当然なことと思う。

しかし、その不安が子供のアトピーを悪化させているのです。お母さんの不安はすぐ子供に伝わります。不安を抱いて子育てをしている限り、子供のアトピーはなかなか改善してはいきません。皮膚は心理面に強い影響を受けるからです。我が子を信じることです。我が子の育つ力を信じることです。信じる強さがなくては、子育てはうまくいきません」

私は何度となく母親にアドバイスしました。しかし、母親にはなかなかうまく届きませんでした。

突然、母親が変わったのです。

心音セラピーをおこなうようになって一カ月ちょっと過ぎたころでした。子供が、まさに豹変したのです。あまりの変貌ぶりに私は感動すら覚えました。

これまでは、待合室で待っているときはまったくの無表情でいつも体をぼりぼりとかきむしり、一言も喋ることのなかった子供が、キャッキャと大きな声で笑い、周囲にも笑顔を見せるようになったのです。

母親が変わると子供がこうも変わるものか……、と思わず私は心の中でつぶやきました。

「この子は私が守ります」

母親が決断した途端、子供は大きく変わりました。母親の我が子への深い愛情の凄さを、私は垣間見たのです。

ここまで良くなれば心音セラピーは週一回でもよいのでは、と私が母親に提案しました。

「いいえ、生後一五カ月までは週三回通います」と母親は即座に力強く答えました。男児は、女児の生後一三カ月に比べると二カ月ほど長くなります。**男の子は、生後一五カ月間が子育てで最も大事な期間です。**ここを無病で過すと、後は何があっても大丈夫です。

夫の母親からは、「私は息子のアトピーをステロイド軟膏で治したのに、嫁のあなたはステロイドも使わないで……」と非難されていました。しかし、夫の体にはアトピーはいまだ残っており、ステロイドで治ってはいないという不信感と不安が……。夫からもステロイド軟膏を塗るようにと怒られる。家庭の中は不穏な空気と険悪な雰囲気が漂う。皆に笑顔がない。母親は、我が子と夫と姑の小言の間を右往左往するばかり。

子供の症状は一進一退……。

母親はこんな状況下で右往左往していたのです。何を信じ、どうして良いのかもわからずに……。

しかし、それでも、**「この子は私が守る」と母親は決断したのです。**そして、決断した途端に、すべてが良い方向に回り始めました。

母親の強い決断ひとつで家庭がひとつにまとまり、皆が笑顔で、幸福に満たされるようになったのです。

その引き金を引いたのが心音セラピーです。**心音セラピーには社会を変える力がある、**と私が力説するゆえんです。

当初、母親になりきれていない弱い母親と思っていましたが、この変貌には少なからず驚きました。我が子の問題になると母親は本当に強くなります。

私は本当にうれしくなりました。また、ひとつ教えられました。教えてもらいました。

★生命は、向上させて未来へ受け渡さなければならない

「母親は子供に命を懸けられる」

これは、心音セラピーを受けたある母親の言葉です。この言葉を聞いたとき、私は男には絶対ない母親の底知れない強さを感じました。この強さでもって子供を守っているのだ、意識的に、無意識的に。

と同時に、次の言葉が思い浮かびました。

「人間には、自分の生命よりも大切なものがある。
だから、守るのだ。
そして、次へ、未来へ受け渡す。
それ故に、人間にだけ歴史がある」

生命で最も大事なこと、それは受け渡しです。次へ、未来へ、質を向上させて。

「質を向上させて未来へ受け渡す」

この今、私たちが最優先しなければならないことです。全国的に、世界的に、地球的規模でおこなわなければなりません。これがまた、医本来の役割でもあります。

しかし最近では、母親の自覚をもたずに子育てをしている母親たちが余りに多い。子供が子供を育てているようなものです。

とにかく鈍い、子供の要求を少しも気付けない。子供がぐずって泣けば口の中にお菓子を放り込み、言うことを聞かねば怒り、熱を出せばあたかも自分の不安や恐れを取り除くのを優先させるかのようにすぐに解熱剤に頼ってしまう。

母親として、子供の病気が自然に経過するのを静かに見守ることができない。こんな母親に育てられた子供は大きくなったらどのような大人になっていくのだろうか、とつい老婆心ながら心配してしまいます。

子供にとって母親は自らが生きていく唯一の拠《よ》り所となる絶対的な存在です。それが余りに脆弱過ぎます。その余りのひどさに私の心は打ちのめされてしまいます。

★「子育てがこんなに楽しいものとは知りませんでした」

子育ては楽しい。

子供の笑顔は母親にとってはまさに至高の歓びです。しかし、子供が病弱だと子育ては一転して苦しみに変わります。今現在、子育てで悩んでいるお母さんたちは本当にたくさんいます。

「焼け野の雉子《きぎす》　夜の鶴」と「我が子を捨てる藪《やぶ》はあっても、我が身を捨てる藪は無し」という古くから言い伝えられている諺が示すように、母親は二つの心を併せ持っています。

巣のある野を焼かれた雉《きじ》は、自分の身の危険を冒してまで子を救い、鶴は霜の降りた寒い夜、巣にいる子を羽で暖める、ということで、子を思う母親の愛情は極めて深いものがあります。

しかしその一方で、我が子を捨てる母親は後を断ちません。我が国をはじめ世界のアチコチに「赤ちゃんポスト」があるのはそのためであろうと思います。

しかし、それでも私は断言します。否、自信をもって断言できます。

「子育ては楽しい」と。

それは、心音セラピーを開発した私の確信でもあります。実際に、我が子への虐待寸前だった母親が心音セラピーを受けると一変しました。

「子育てがこんなに楽しいものとは知りませんでした」

また、我が子のひどい喘息が治った母親はしみじみと言いました。

「私ってすごいのですね。

私の心臓の音にこのような凄い力があるなんて思いもしなかった」

★心音は神の言葉そのもの

この母親に、私は次のように言いました。

「お母さんのお腹の中で、胎児はおよそ二七〇日の間に三八億年の生物進化を遡り、再現します。たかだか二七〇日ほどの間に三八億年という途方もない時間を遡るのですよ。

単純に日割り計算しても、一日が一〇〇〇万年強になります。この三八億年という悠久の時の流れのなかで、常に胎児に響き渡っていた音がお母さんの心臓の音なのです。

胎児にとっては、お母さんの心臓の音は単なる音ではないのです。お母さんはまさに創造の神にも似た尊い存在であり、心音は神の言葉そのものと言っても決して過言ではありません」

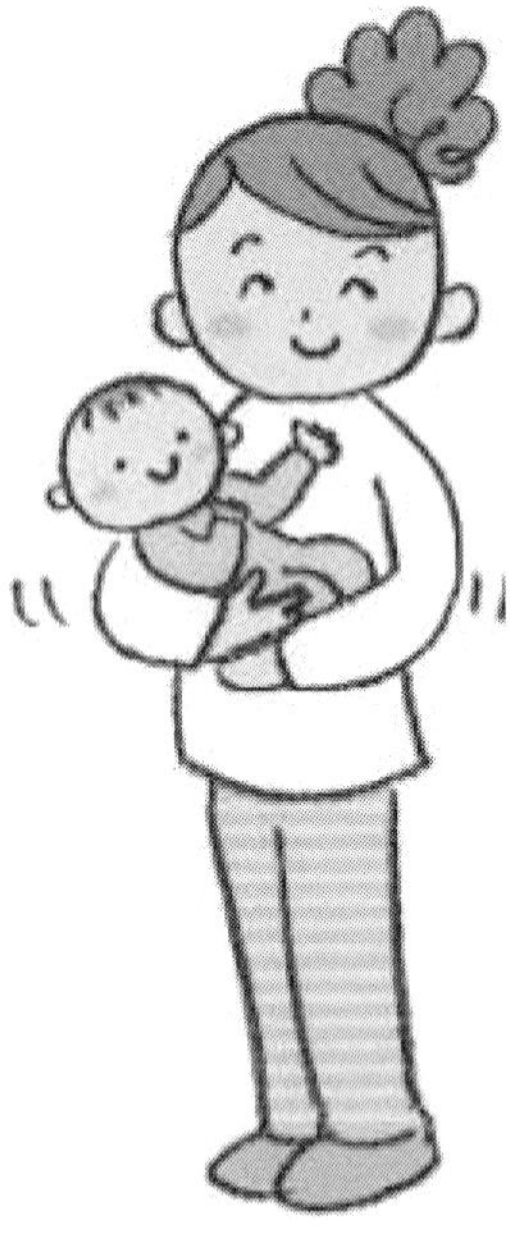

四章

心音セラピーでなぜ症状が改善するのか

★心音セラピーでこんなに元気、こんなに笑顔

小児喘息の三歳の男児

小児喘息を主訴として来院。というか、弟の夜泣きが非常によくなったのでついでに、といった感じで弟に連れられて母親と一緒に治療をしたというのが本当のところです。

一回目の心音セラピーではとくに変化を認めませんでした。

二回目の後から母親に急に甘えるようになり、「ママ、大好き」、「ママと二人きりでデート」などと言って、母親にべったりと甘えてくるようになりました。

子供が甘えてくるようになると、母親は我が子がかわいくなってきます。かわいくて仕方なくなります。夜泣きし、咳の発作で夜中に起こされて寝不足になり、それに仕事のストレスやイライラなどが重なって、子供に対して八つ当たりし、虐待寸前までいった怒りや苛立ちの感情が跡形もなく消失してしまいました。

また、典型的な口呼吸でしたが、次第に口を閉じるようになってきました。口呼吸がいかに子供の病気によくないかを説明したので、子供なりに自分でも意識して口を閉じるように努力もするようになりました。

心音セラピーを開始して次第に喘息の症状は軽減してきましたが、二五日経過（一週間に一回のペースで四回の治療をおこなっている）した夜、突然に喘息発作が起きました。その翌日に心音セラピーをおこなうが、夜中に再び母親が救急で病院に行こうかと思い悩むほど、激しい喘息発作が起こりました。

翌朝、母親に連れられて男児が来院しました。

「元気じゃないですか」と、私が言うと、

「本当だ。今まで発作が起きると翌日はグターとしていたのに……。気付かなかった」

母親は、意外と我が子の変化に気付かないものです。否、気付けない母親が最近たくさんいます。

目の前の子供の変化を指摘してあげると、母親はなるほどと納得します。だんだんと我が子が元気に、丈夫になっていることに気付きます。

そして、少しずつではあるが私のアドバイスや指導に従ってくるようになります。

今回のケースでよかったのが、喘息の発作のときに母親が我が子の経過を見守るゆとりがあったことです。救急外来でいつも通りのステロイドの入った吸引、もしくは点滴をしていたらこうはうまくいかなかったでしょう。

子供が自信をつけることができなかったでしょう。

しかし、この選択は母親には非常に難しいと思います。喘息の発作でヒューヒューと音をたてて苦しむ我が子を見て、お腹を大きく凹ませて苦しむ我が子を見て、果たしてどれほどの母親が冷静になって経過を見守ることができるでしょうか。多くの母親は慌てふためいてすぐに病院に駆け込んでしまうのではないでしょうか。このへんのところを当の母親に尋ねてみました。

すると次のような返答が返ってきました。

「発作がでたときは、すぐにいつものように行きつけの病院の救急外来に連れていこうと思いました。

でも、先生から経過を見守ることの大切さを教えていただいていたので、怖かったですけど経過をみるように努めました。

子供が激しく咳込み、お腹を大きく凹ませながら苦しむ姿を見るととても不安でした。途中で、本当にどうしたらよいのかわからなくなりました。

あれこれと随分と悩みましたが、朝まで様子を見てみよう、朝の状態でどうするかを決めようと思いました。そうこうしているうちに朝になりました。

子供は依然咳き込んでいましたが、意外と元気だったので先生のクリニックに連れてきました」


苦しみながら病気を少しずつ克服していってはじめて子供は丈夫に、元気に育っていきます。弱い人間に育てるのか、自立した強い人間に育てるのか、子供の将来にとっては非常に大事な岐路ですが、その多くは母親のとる行動によって決定されます。

その後に大きな発作は一度もありません。母親が言うには、夜泣きを治してもらった下の子供よりも一番劇的に変わったのはこの子で、軽い喘息の発作がおこっても少しも怖がらなくなった、そして何よりも笑顔が絶えず、元気になり、何に対しても積極的になってきた、とのことでした。

母親には私は次のように答えました。

「ひどい喘息の発作を自分の力で乗り切ったから自信がついたのです。**病気をしても自分の体力で乗り越え、経過することは子供が大人になる資格を備えているといえます。**薬や注射ばかりに頼っていると、いつまでたっても強い人間にはなりません。

自分の力で病気を乗り越えることが大事なのです。生きることは苦しいことでもあります。そのことを、病気を通して子供は小さいながらも体験するわけです」

この母親は、今現在、子育てを楽しんでいます。自信をもって子育てをしています。

「見て、見て、この子は私が産んだのよ」、という自己主張が聞こえてきそうなほど我が子を誇らしげに思っているのが、傍から見て肌で感じられます。

アトピー性皮膚炎の生後一〇カ月の男児

全身に湿疹、ところどころにかきむしった後から浸出液を認める。大人しく、要求の主張が弱く、どこか元気がない。そこで週一回のペースで心音の治療をおこないました。

三回目の治療の直後より、急に元気になってきました。よく笑い、甘えるようになり、抱っこすると重く感じるようになりました。

湿疹のほうも随分と良くなってきました。

何よりも母親に笑顔が戻り、子供が可愛くて仕方がないと言わんばかりに子供をあやすようになってきました。子供もそんな母親にキャッキャと笑顔で甘えるようになりました。

心音セラピーをしていつも感じることですが、子供と母親のコミュニケーションが非常によくとれるようになってきます。母と子のコミュニケーション能力が高まってくることを痛切に感じます。

身体や心よりも更に深いレベル、いうなれば魂からの交流が出来てくるように思えてなりません。我が子が可愛い、愛おしくて仕方がない、そんな雰囲気が母親のからだ全体から漂ってきます。

そして、そんな母親の変化に呼応するかのように、子供が笑顔いっぱいで母親に甘えるようになります。

心音セラピー前の不機嫌で、心配げな母親の表情は一気にどこかに吹き飛んでしまいました。子供の方も、元気がなく、いつもビービーと泣いていたのが、元気になり、ニコニコと笑顔を振りまくようになりました。

そして笑顔いっぱいで母親に甘えるようになりました。

夜泣きする生後一〇カ月の男児

三週間前より突然夜泣きをするようになる。一時間おきに泣くので、母親は寝不足でイライラしてどうしようもなくなり、ネットで調べて当院を受診しました。早速、心音セラピーをおこないました。帰ってから、子供が妙に母親に甘えてくるようになったとのこと。

その夜、発熱（三七・七度）し、今まで以上に夜泣きがひどくなる。翌朝、二**度の大量の便を排泄する。**

翌日に来院。治療中、昨日に比べて母親にべったりと甘えていました。母親は昨日とそう変わらないと言うが、見ただけで昨日とは比較にならないほどに元気になっていました。

抱いた感じもズッシリと重い。**母親にはこの重さの変化がわかりませんでした。この重さの変化を感じきれないで、どうやって子育てをするのだろうか、**と一抹の不安を感じましたが、よくあることなので今では私もそうは驚きもしません。

二回目の心音セラピー後、再び大量の排便があったが、夜泣きに変化はないとのこと。次の日も来院、三回目の心音セラピーをおこないました。

三回の心音セラピーで夜泣きは消失しました。

今回の**夜泣きの原因は便秘**にありました。母親の心音によって多量の便が排泄されることによって夜泣きは消失しました。一回目の心音セラピーで発熱しましたが、このときに母親が解熱剤を飲ませていたらこうはスムーズにはいかなかったでしょう。

便を排泄するために熱が出たわけですから、このようなときは絶対に熱を薬で下げてはいけません。

最近の母親は少しでも子供が熱を出せば薬で下げようとします。それは子供のためというよりも、母親自身の怖れと不安を打ち消すための行為に他なりません。熱の経過を見守るという冷静さや忍耐力に欠けます。

これでは丈夫な子供は育ちません。

肺炎で四〇度の熱を二週間ほど繰り返す四歳七カ月の男児

五回の心音セラピーをおこないました。二週間で熱は下がり、元気になってきました。一カ月過ぎた頃、体重が増えてきて見違えるほどに元気になってきました。体質がまったく変わってきました。落ちついてきて、大らかになってきました。

熱は下げるものではなく、経過させることがいかに子供にとって大事であるかを如実に物語る症例でした。

四歳、五歳は子供の体質改善の好機です。この時期の熱の対処の仕方が体質改善の鍵を握っています。**心音セラピーをおこなうと意外に簡単に熱を経過させることができます。**

次に、母親の気づきが心音セラピーの効果を決定づけるのを説明するのに大変わかりやすい二症例を取り上げてみます。年齢は同じ生後八カ月の男児と女児です。

生後八カ月のアトピー性皮膚炎の男児と夜泣きの女児

初診時、顔は赤くただれ、全身の皮膚は赤ん坊特有の滑らかさはなくカサカサと乾燥しており、膝と肘の辺りは掻き傷から浸出液を認める。

心音セラピーは週一～二回おこなう。

三カ月後には、アトピーがあったのがウソみたいに全身の皮膚はツルツルピカピカになりました。

内股はボンレスハムみたいにプリンプリンと太くなり、まさに健康優良児そのものです。

この男児の母親の紹介で、同い年の生後八カ月の女児が神経質そうな母親に連れられて受診、主訴は夜泣き。

最初の週は三回心音セラピーをおこなう。すぐに子供の表情は豊かになり、よく笑うようになりました。この表情の変化を母親に告げましたが、母親はよくわからないような感じでした。

次の週も三回心音セラピーをおこなう。母親は夜泣きが少しも変わらないというばかりで我が子の表情の変化を少しも気付こうとはしませんでした。

以来、治療には来なくなりました。

心音セラピーで大事なことは、いかにして母親に気付かせるかにかかっていると言っても決して過言ではありません。すぐに気付いてくれる母親もいれば、なかなか気付いてくれない母親もいます。

なかには、気付こうともしない母親、面倒だと思う母親もいます。

心音セラピーに少しも理解を示さない、示そうともしない母親もいます。

心音セラピーで母親の気付きがなぜ大事かというと、母子の絆が一方方向ではなく**双方向性**だからです。

子供が変われば母親が変わる。
母親が変われば子供が変わる。

一〇年ほど前に、心音セラピーで子供だけではなく母親も大きく変わったことに大変に驚いて、心音セラピーを保育園に取り入れた園長さ

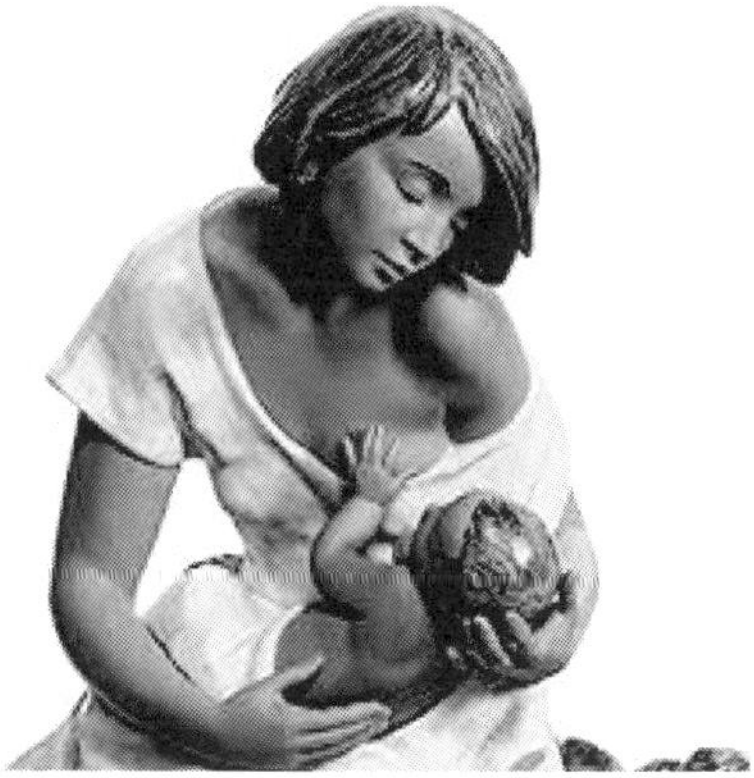

んが熊本にいました。

「子供が元気になるのもそうですが、母親が変わったのには本当にビックリしたのと同時に感動しました」と、その園長さんは言いました。

「母子一気」という言葉があります。母と子は別々の肉体ですが、一つの気で強く結ばれているという意味です。

心音セラピーはこのことをまさに証明したことになると思います。

★子供の「育つを育てる」力が母親の心音にある

母親の心音を子供の二カ所のツボ（「命門」と「身柱」）に聴かせると、母と子の絆が強くなり、子供が元気溌剌になります。その結果、病気は自然と消えてなくなります。

なぜ、母親の心音には我が子を元気にして、病気を治す力があるのでしょうか？

昔から、子供は母親の心臓の音が聞こえる左側の胸で抱くとよいと言われています。そのように抱くと、確かに子供は泣きやみ、そしてよく寝てくれます。母親の心音と子供との間には何か秘密がありそうですね。

「小児七歳までを神童と名づく。
神これを守る」

中国の古い道教の書に記されている言葉です。

「七歳までは神の子」

我が国の神社務めの方の言葉です。

このように、先人は子供を大人とは違う特殊な存在として捉えています。鍼灸治療においても、子供には特別に小児鍼があります。

では、子供と大人の違いとは何なのでしょうか？

子供は日々成長しています。一方、大人は死へと向かって生きています。子供の成長する力を伸ばすことが、子供にとって最も大事なことです。

これを、**「育つを育てる」**と言います。

そして、この子供の**「育つを育てる」働きが母親の心音にあることが**心音セラピーによって判明したのです。


心音セラピーから先の道書の意味を解き明かすと、「小児七歳までを神童と名づく」は、七歳まで母親の心音で母子の絆は強く結ばれている。

「神これを守る」は、母子の絆によって七歳までの子供は守られている。

心音セラピーで子供の症状が改善していくプロセスは次のようになります。


「母子の絆が強くなる」

←
「子供は元気溌剌になる」
←
「病気は自然と消えてなくなる」

心音セラピーで症状が改善するのはあくまでも結果に過ぎません。あくまでも、母子の絆を強くして、子供の「育つを育てる」ことがその主たる目的です。

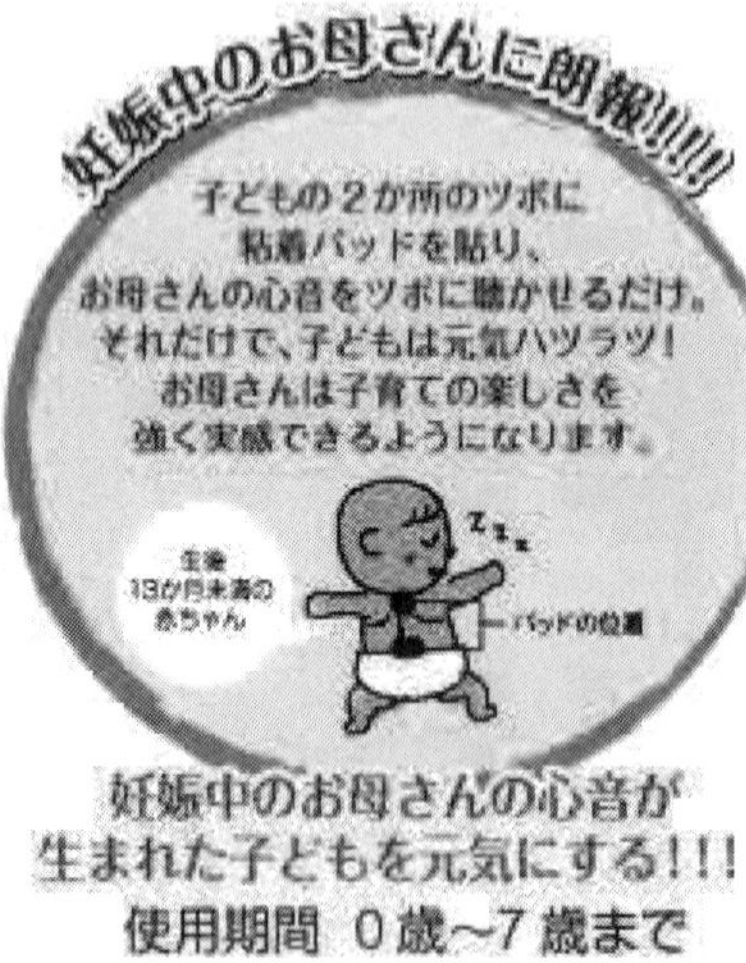
妊娠中のお母さんに朗報!!!!
子どもの2か所のツボに
粘着パッドを貼り、
お母さんの心音をツボに聴かせるだけ。
それだけで、子どもは元気ハツラツ!
お母さんは子育ての楽しさを
強く実感できるようになります。
生後13か月未満の赤ちゃん
パッドの位置
妊娠中のお母さんの心音が
生まれた子どもを元気にする!!!
使用期間 0歳～7歳まで

なぜ、母親の心音を子供のツボに聴かせると子供は元気になるのでしょうか？
子供の「育つを育てる」ことができるのでしょうか？
母親の心音のもつこの不思議な力とはいったいどのようなものなのでしょうか？

★心臓のもつ特異性

脊椎動物の出発点である貫通した一本の腸管、そこから二つの道に分岐し発達しました。その頂点が心臓と脳です。この両者には共通点があることが最近わかってきています。それが記憶です。

心臓が記憶をもつ？

多くの人は信じないと思います。しかし、心臓もまた脳と同じように記憶を司る働きがあるのでは？　という研究報告が心臓移植という最先端医療の現場から相次いでいます。某医学誌に掲載されたある心臓移植手術を受けた少女（八歳）のケースを以下に記します。

「彼女は幼くして命を落とした一〇歳の少年からその心臓を提供されたが、移植後まもなく、不気味な悪夢を見るようになった。彼女が見た夢には見知らぬ男の顔がハッキリと現れ、彼女はその顔を似顔絵として描いていたという。

そしてその後、恐るべきことが明らかになった。彼女が心臓を譲り受けた少年は、殺人事件の犠牲者だったのだ。そして彼女が描いたその似顔絵や場所の記述が手がかりとなり、少年を殺害した犯人が逮捕されたのである」

これら心臓移植による特性、あるいは**記憶の転移**という現象は確かに現在の科学でもって説明がつかない現象です。「フィクションである。科学的になんら説明がつかない」と真っ向から否定する心臓外科医もいれば、「医学的なジョークである」としながらも「確かに無視できない現象である」、「これは非常に難しい問題ですが、私自身、臓器を通じて記憶転移がおこなわれている可能性を完全に否定することはできません」と暗に容認する発言をする心臓外科医もいます。

★心臓形成が完成する八週目は胎芽期と胎児期の境目

心臓血管系は、胎芽の中で早くから動きはじめる主要器官のひとつです。心臓や血管がなければ、胎芽の発育に必要な栄養や酸素を届けることができません。卵子や皮膜から受け取っていた栄養分は、ずっと以前に尽きています。

心臓形成は受胎二〇日から心臓弁の完成が終わる八週目です。心臓は二一日までに収縮の蠕動をする原始心臓である心筒として始まります。

そして、二二日か二三日目、一つの心臓細胞が命の鼓動を刻みます。

ちなみに、妊娠九週ころになると超音波を使った医療機器（超音波ドップラー）で聴取が可能となります。


心臓形成が完成する八週目は、胎芽期と胎児期の境目となっています。つまり、心臓が完成してから胎芽期から胎児期へと移行するのです。

このことは、胎内期における心臓のもつ優位性や胎児の発育・発達にとって心臓の存在がいかに大きいかの一つの証になるのではないでしょうか。


正常な成人の安静時心拍数は一分間に五〇から七〇回です。現代医学では一〇〇回を超える状態を頻脈、三〇から四〇回を徐脈と診断します。その原因は様々ですが、その詳細はここでは触れません。

一方、東洋医学では脈が緩慢で一息四至（一分間に六〇回）に満たない脈を遅脈、脈拍が速く一息五至（一分間に九〇回）以上の脈を数脈と呼んでいます。

妊娠すると、母体の心拍数は一分間に八〇から九〇回にまで増加します。妊娠中は胎児の成長につれて、子宮により多くの血液を送る必要が生じるためです。当然、母体の心臓にはかなりの負荷がかかります。

胎内を循環する血液量は、妊娠すると五〇％増加します。血球成分ではなく血液中の水分の量が増えるからです。

お腹の中の胎児の心拍数は、妊娠六週頃に、およそ九〇回で、妊娠一〇週頃の一六〇回をピークに、その後妊娠後期には一二〇から一四〇回に落ちついてきます。そして、生まれてからの乳児では一二〇から一四〇回となります。

★母親の心音は、胎児がただ一人で二七〇日間絶えることなく聞いていた音

母親の心臓は毎分七〇回ほどドクンドクンと脈打っています。この母親の心音が赤ちゃんの耳に聞こえるような添い寝をすると赤ちゃんの不安は解消され、とたんにすやすやと寝てくれます。母親の心音は赤ちゃんに安らぎを与えます。

なぜ赤ちゃんは母親の心音を聞いただけでスヤスヤと寝入ってしまうのでしょうか？　赤ちゃんが母親のお腹の中でおよそ二七〇日の間、途切れることなく、ずっと聞き続けていた音だからでしょうか？

心臓の音と言っていますが、母親のお腹の中で胎児が聞いていた音は医学的に正確に言うと、大動脈の拍動音や小川のせせらぎのような大静脈の摩擦音、それに心臓の鼓動などが混ざり合った音です。

解剖学者三木成夫氏の言葉を借りてもう少し文学的な表現で形容してみます。

「それは、絶え間なく響く母親の血潮のざわめき、潮騒である。子宮の壁をザーザーと打つ大動脈の拍動音、小川のせせらぎのような大静脈の摩擦音、そしてそれらの彼方に高らかに鳴り響く心臓の鼓動。それは何か宇宙空間の遠い彼方に消えていくような深い響きだ。銀河星雲の渦巻きを銅鑼《どら》にして悠然と打ち鳴らすような……・。

これが〝いのちの波〟の象徴なのか。

生の拍動のこれが根源というものか。

宇宙の原響か……」

永遠の母性への回帰、それが母親の心音なのでしょうか。

生物進化三八億年を再現するおよそ二七〇日の間、胎児が母親のお腹の中で絶えることなく常に聞いていた音が母親の心音です。生命の根幹に鳴り響く音霊でもあります。

原初の生命体の誕生した太古の昔から、そのからだの中に次から次へ取り込まれ、蓄えられながら延々と受け継がれてきたもの。

三木成夫氏はそれを**「生命記憶」**と呼んでいます。

胎内は光の届かない闇の世界です。仏教の説く「南無」の世界です。その闇の中で常に力強く鳴り響いているのが母親の心音です。

想像してみてください。もし、あなたが閉ざされた暗闇の穴の中に独りいて、その穴の中でただ一つの音だけが聞こえていたとしたら……、胎児への影響力には計り知れないものがあることは想像に難くありません。

もし心臓に記憶を司る働きがあるとしたら、母親の心音にも胎内記憶もしくは情報が反映されていてもそう不思議ではないと思います。

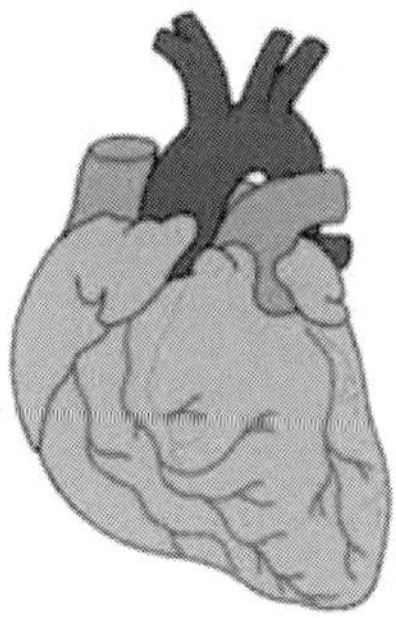

五章

子育ての急所は妊娠中の胎児期にある

★医者になって四〇年、本当のことが知りたかった

ただ、本当のことが知りたかった。

学生時代から、そして医者になってから今日まで、私が一貫してやってきたこと、それは本当のことが知りたかった。ただこれだけです。

なぜ、本当のことを知りたいと思ったのか？　それは自分を救いたかったから。生きることが苦痛だったから。虚しかったから。その最初は、一九歳の予備校生のときでした。

場所は福岡、ある暑い夏の日突然に、人生に、生きることに対して疑問が生じました。それまでは何の矛盾も疑問も感じることなく、毎日決まったように机に向かって何時間も勉強していたのに……。

毎日、机に向かって勉強ばかりしているが、こんなことして何になるの？　親や周りの大人たちは、それは自分の将来のためと口を揃えて言うが、「勉強して一流大学に入ること」がそんなに自分にとって大事なことなのだろうか？

人はなぜ生きる？

人間とは？

自分の存在理由とは？

この広大な宇宙空間に比べて、自分という実にちっぽけな存在に、果たしてどのような存在理由があるというのだろうか？

★医学部であった故に、死への衝動にブレーキがかかった

急に、次から次へと疑問が私の身体の奥底から湧きあがってきました。

翌年、山口大学の医学部に入学しましたが、これらの疑問は消えることはありませんでした。

否、新たに思春期特有の自己嫌悪が加わって、さらに拍車がかかり私に襲いかかってきました。

二十代の学生時代は、無味乾燥な日々が過ぎていきました。麻雀、それに余り強くもない酒を飲みつづけ、自堕落な生活に明け暮れていました。

心は荒み、乾ききり、心のなかのポッカリ開いた空洞を冷たいすきま風がピューピューと音をたてて吹き抜けていきました。そして心のなかの闇は、私を死へと強く誘ったのです。

当時、年に一人か二人必ず自殺する学生がいました。医学部でも一年上の顔見知りの先輩が自らの手でその生涯を閉じたのです。

私とて、その例外ではありませんでした。否、その当事者になりうる資格は十二分に持ち合わせていました。

その私が、自殺の衝動にブレーキをかけることができたのは、医学部の学生であったことに尽きます。もし仮に、私が文学部に入っていたなら間違いなく自殺したに違いない。太宰治や芥川龍之介を気取って。

医学部であったが故に、死への誘いはどのようにしたらなくせるのか、生きる躍動感はどのようにすれば獲得することができるのか、女々しいその心はどうすれば猛々しくなるのか、と自らに問いかけたのです。

なぜ？　という疑問から、どうすれば解決できるのかという具体的な処方箋を追い求めたのです。方向転換ができたからこそ、死への衝動にブレーキがかかり、全エネルギーが処方箋を求める方向へと向いたのです。

まず、人生に悩んだ誰もが一度は通る宗教や哲学の書を読み漁りました。しかし、ここには私の求める答えはありませんでした。

哲学は単なる言葉の遊びに過ぎず、宗教には反発すら覚えました。独善的、かつ偽善だと。

★ついに出会った整体の野口晴哉師

生きる理由を知りたくて、生きる目的を知りたくて、自己救済を求めて、私の旅は医学部を卒業してからも続きました。

そして、ついに整体の野口晴哉《はるちか》師に出会ったのです。

私が医者になりたての二七歳、昭和五二年でした。山口大学を卒業して、東京にある東京女子医大に勤務していたときです。出会ったというよりは本によってその存在を知ったといった方が正解です。なぜなら、その前年に師は既に物故されていたからです。

本の書かれている内容に強い感銘と深い感動を覚えた私は、「整体協会」の本部にまで直接出向き、その全ての著作を買い求めました。さらに会員にしか入手できない『月刊全生』という機関紙まで無理を言って買い求めました。

手に入るすべての著作集を抱き、心躍らせ帰路に着いたことを今日のことのように鮮明に覚えています。

本に書かれた内容は、乾ききった砂に水が染み透るがごとくに、私の五臓六腑に染み渡っていきました。そうか、そういうことなのか！　と何度も、何度も、私は本を読みながら頷きました。いつしか、その頬には大粒の涙が幾度ともなく伝わり落ちていた……。

今現在でも、私は野口師を語るとき必ず涙が溢れ出ます。いつ、いかなる場所においてもです。だから私は人前では本当のことを喋ることができないのです。本当のことを喋ろうとすると涙で言葉に詰まってしまうからです。

私に強い感動を与え、苦悩から私を救ったのは次の言葉です。

「人の生きる目的は　自己にあるに非ずして　自然にある也
而して人の使命たるや　生きることにある也
死の来るは　すでに使命の終はれる也
生あるが故に死あり
死あるが故に生ある也
何にせよ　自然の要求也
之に順応すべし
覚悟すべし　生死別あらずして一也」

この言葉によって、私は生まれ変わった。蘇った。そして、人生に意味などないのだ、と気付いたのです。

★すべての答えは生命にある、生きることの中にある

人はただ生命あるが故に生きる、ただこれだけのことじゃないか！　人生がどうのこうのと言うのは、後からくっつけた人間の勝手な屁理屈に過ぎない！

野口晴哉師によって、私はすべての答えは生命にある、生きることの中にあることを理解することができました。

私の好きな師の言葉に次のものがあります。

風

野口晴哉

「先ず動くことだ
形無くも動けば形あるものを動かし　動かされている形あるものを見て　動いているものを感ずるに至る
動きを感ずれば共感していよいよ動き　天地にある穴　皆声を発す　竹も　戸板も水も　音をたてて動くことを後援する　土も舞ひ　水も飛ぶ　家もゆらぐ　電線まで音を出して共感する……
天地一つの風に包まる
先ず動くことだ
隣のものを動かすことだ
隣が動かなければ先隣を動かすことだ

それが動かなければ次々と動くものを多くしてゆく
裡《うち》に動いてゆくものの消滅しない限り　動きは無限に大きくなってゆく
これが風だ

誰の裡にも風を起こす力はある
動かないものを見て　動かせないと思ってはいけない
裡に動くものあれば必ず外に現われ　現われたものは必ず動きを発する
自分自身　動き出すことが　その第一歩だ」

★野口晴哉師の「育児の急所は胎児の時期にある」

「育児で大事なことは、何よりも健康であること。強く逞しい心身をもって、活き活き生きるように育てることが第一である。

どんな世界の変革にも耐え、寒さ暑さも苦にしない、貧しくとも富んでも、これに溺れず悩まない子供に育てることが必要であろう。

単に安全無事な肉塊たらしむることは、育てるとはいえない。素直な気持ちで他人の言うことも聞け、気取らないで自分の言いたいことを言えるようにすることも、また必要である」

「健康は無病とは違う。病人用の衛生生活を、健康な子供に押し付けてはいけない。子供は育ちつつあるものである。大人の小さいものとして考えてはいけない。」

育てるということは受胎と同時に始まっていると見るべきであり、最も大切な期間がこの時である。分娩後は体重が倍になるのに半年を要するのに、受胎中の半年は何千億倍になることを考えただけでも、育てる急所がこの時期であることは明瞭である。この時期に話しかけをおこなった子供は、生まれると他の子とまったく異なった発育状況にあるは一見明瞭である。

育児の急所は、胎児の時期にある。産まれてから育てるつもりでは遅い。人間の本来もっている力を育てるのは、この時である。

人間を育てる第一は、母体となる人が今人間を育てている、今育てつつあるということを、自覚して行動することである。

受胎と同時に、育てるということは始まっているのである。

育てるものは子供であって、肉の塊ではない。母体のどんな小さな感情の小波でも、つまみ食いしたことでも、体を動かすことであっても、皆子供の全心身へ影響しているのであることを、いつも忘れないで生活して欲しい。

育てつつある自覚と胎児への話しかけ、これが育児の第一歩である」

★「食べるものでも、動くことでも、胎内の要求を第一に」

「育てつつあることを自覚した母体は、その食べるものでも、動くことでも、胎内の要求を第一にすることである」

「妊娠中はその要求が敏感に働く。自分の平素好きなものが嫌いになったり、嫌いなものが食べたくなっても、惑うことはない。

自分の要求ではないからであり、これは母体の要求なのである。食欲がないとか、偏食とか、心配する必要はない。無理に平常時の好きなものを食べようとしたり、栄養学的にバランスをとったものを食べようとする必要はない。酢のものが食べたいかと思うと、脂っこいものばかり食べたくなる。ときには酒がのみたくなったりすることもある。その欲するものを、欲するだけ食べる。

散歩は毎日、一時間前後おこなうことが、母体の正常を保つためにも、胎児の発育刺激のためにも大事である。歩く速度は他に合わせない。あくまでも自分のペースで歩くこと。**夫婦で散歩する場合は、夫のスピードに合わせてはいけない。妊娠したら、妻は夫のいうことを聞いてはいけない。**「女房は自分の食べたいものを食べ、亭主の嗜好に合うものを食べるな」、亭主はこのことをよく理解して、妻に協力すべきである。人間の製造において、男は主役ではない、ということを男は肝に銘ずべきである」

★妊娠中の母親の心音を録音して登録する「心音バンク」

野口師が指摘しているように子育ての急所は妊娠中の胎児期にあります。出産してから子育てが始まるのではなく、妊娠中に既に子育ての準備は始まっているのです。

だから、妊娠中の母親の心音を録音しておくと、産後の子育てがたいへん楽になります。母親は、子育ての重圧から大きく解放され、子供はグズッたり、夜泣きすることなく、スクスクと元気に育ちます。

これらの理由から、私は妊娠中の母親の心音を録音して登録する**『心音バンク』**を設立しました。

お母さんを選んで生まれてくる我が子へ贈る、**お母さんからの至宝の贈り物、それが「心音バンク」です。**

六章

子供は何よりも健康であること

★病気は胎児期に始まっている

すでに、胎児期と病気の関係は現代医学でも話題になっています。イギリス医学会環境疫学の権威、サウサンプトン大学のデイビィット・バーカー教授は胎児期にすでに成人病はつくられていることを明らかにしました。

成人病胎児発病説です。

二〇年以上前に、バーカー教授は「成人病の真の原因は、母親の胎内にある？病気は胎児期に始まっている」と発表したが、当初は誰も見向きもしなかったそうです。が、やがて「二十一世紀最大の医学学説」と称されるに至っています。

この学説は、胎児という発育上重要な時期に低栄養状態にさらされ、出産後、短期間に体重増加が起こった場合、物質代謝およびホルモン応答その他が本来のあるべき姿とは異なった状態にセッティングされてしまい、それは変化せずに持続し、やがて成人病を引き起こす、という考え方です。


わが国では、筑波大学大学院教授・宗像恒次らが**SAT療法**を提唱しています。胎生期の記憶を重視し、まずこの時期の記憶イメージを癒します。

とくに妊娠一二〜二二週の期間は「感受性期」と呼ばれ、胎児の脳を形成するのに非常に重要な時期であることがわかってきています。

この時期に母親が大きな不安にかられていると、胎児の情緒に問題を残すことがあります。たとえばこの時期に夫の支えが得られなかったとか、仕事上の悩みを抱えていたとか、精神的に不安定だった高不安妊婦から生まれた子供を八、九歳まで追跡調査してみると、情緒不安定、心身症、多動症などの問題が多く見られることがわかってきています。

★生後一三カ月間は胎生期

野口晴哉師は、生後一三カ月間を**胎生期**と見做しています。生後一三カ月間の赤ちゃんは、いまだ胎内にいるときと同じ状況下にあるということです。動物の子が生まれてすぐ歩き始めるのと、生後一三カ月目が同じ時期に当たります。

それは、ヒトが未熟児で生まれることを進化の過程で選択したということではないでしょうか。

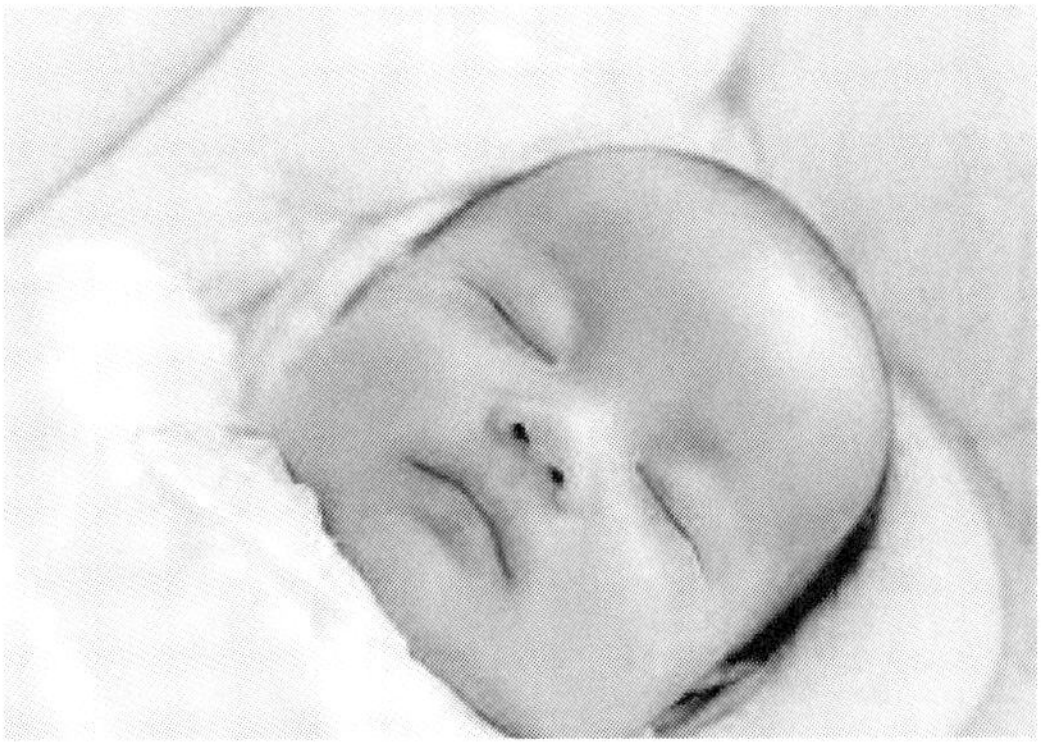

生後一三カ月間は一生の基礎をつくる大切な時期、行動はすべて赤ちゃんの要求を中心にすべきです。潜在意識を決定する大事な時期でもあります。無病で過ごすことが大切です。この時期に丈夫に育つ基礎さえきちんとしておけば、後はどんな環境に置かれても、それを乗り越えられます。

しかし、何か事が起こると、その影響が後にまで成長の異常として残ります。栄養がきちんとしていない子供だと、食べさせている間だけはよいが、病気などになるとすぐに萎びてしまいます。

もし、生後一三カ月間が胎生期と同じ状況下にあるとするならば、生後一三カ月未満の赤ちゃんに対して、生まれる以前の胎生期治療が可能となるのではないだろうか？　あたかも、再び胎内に逆戻りさせて再生させるかのような……。

このように考えた私は、妊娠中の母親の心音を使った心音セラピーを試みました。以下に、症例を報告します。

★妊娠中の心音を使った心音セラピー

初めて妊娠中の母親の心音を使った女児

二回の心音セラピーで泣く回数が半減、三回で顔つきが変わってよく笑うように。

母親は、不妊治療でみかどクリニックに通院していました。三九歳で妊娠。そして、妊娠七カ月の安定期に母親の心音を録音しました。四〇歳で、無事に何も支障なく出産。

出産後、夜は意外とおとなしく寝てくれるが、昼に泣いてばかりで寝てくれないと、生後二カ月の子供を連れて受診。

初診時、女児の内股の弾力はなく栄養状態は余りよくない。子供の栄養状態は内股の弾力でみます。内股をつまんで弛《ゆる》いときは栄養が不足していると判断します。週に一回、妊娠七カ月の心音を使って心音セラピーをおこないました。二回の心音セラピーで泣く回数が半減。

三回で顔つきが変わって、よく笑うようになる。

五回で抱いたときにずっしりとした充実感がでてくる。ギャーと大きな声で泣かなくなる。

六回で首がすわり、栄養が充実してきた証に内股に弾力がでてきて、プリプリになってきました。

わずか一カ月ちょっとの心音セラピーで、まさに健康優良児そのものになりました。

妊娠九カ月時の心音を使った男児

必ず治るという確固たる母親の自信で、ひどい湿疹はキレイさっぱりなくなった。

母親は、一回の骨盤調整（みかどクリニック独自の）で妊娠しました。以下は、母親の報告です。

「男の子でもあるし、赤ちゃんのうちはたくさん病気をすると聞いていたのですが、おかげさまで、大病に至ることもなく元気にスクスクと成長してくれました。いわゆる客観的に見てわかるような頭のいい行動や他の子より発達に優れているといったことは特別ありません。そのままでいてくれることが、親として何よりもありがたいことです。

しかし、明らかに他の子と違うなと思うことは、人と会った時に必ずといっていいほど笑顔で微笑むことです。**「笑顔率一〇〇パーセント」**といっても過言ではありません。

産後に入院を終えて、実家療養中より、心音セラピーを開始しました。ほぼ毎日おこなっていました。その後、自分の体力も戻り、週二～三回程度おこないました。

夏になり、アセモからか、耳の横がひどく化膿するほどの湿疹ができ、掻きむしるので余計にひどくなり、あまりにひどいので病院に連れていきましたが、抗生物質とステロイドの山だったので、もらったその日に捨てました。

三角先生に相談したところ、妊娠中の心音を使用した方がいいとアドバイスをいただき、妊娠九カ月ころに録音しておいた心音をつかって、心音セラピーをおこなうようにしました。

心音セラピーをおこなうことで、笑顔になりイライラしなくなるので、掻きむしることが少なくなりました。結果、湿疹も治りやすくなりました。

同時に日に日に回復していきました。湿疹が化膿して、状態がひどいときは、泣きじゃくる子供を見て、周りの人たちは、「かわいそう。薬を塗ってあげれば良いのに……」皆、口をそろえて言いました。

そんな環境下にいると

「私は子供にとってかわいそうなことをしているのか……」

とへこんでしまうこともありました。

しかし、決して子供を放っておいたわけではありません。**心音セラピーで治し**

ているんだと思えることが何よりの心の支えでした。

結果的に、当然ながら赤ちゃんの再生力はすばらしく、湿疹はキレイさっぱりなくなり、赤ちゃんらしいプリップリの肌によみがえりました。薬を塗るほうがもちろん楽です。しかし、今回の経験を経て、確実に少々のことでは動じない母としての強い気持ちを得ることができました。

同時に、子供自身も私の気持ちを汲み取るかのように、愛されているのだと、より自信に満ち溢れた表情に変わりました。

私は心音セラピーによって築く母子の絆とは、この子の病気は必ず治るのだという確固たる母親の自信によって築かれるのだと、身をもって経験しました」

つかまり立ちをするときに、初めて妊娠五カ月時の心音を使った女児

●結果は素晴らしいの一言に尽きる。劇的変化に周囲もびっくり。

これまでの心音セラピーの歴史のなかで最も元気な女児です。特記すべきことは、つかまり立ちをはじめた生後一〇カ月ころに、妊娠五カ月の母親の心音を使ったことです。

その理由は、重力に抗って立ち上がろうとする時期は、腎臓を強化する必要があると考えたからです。

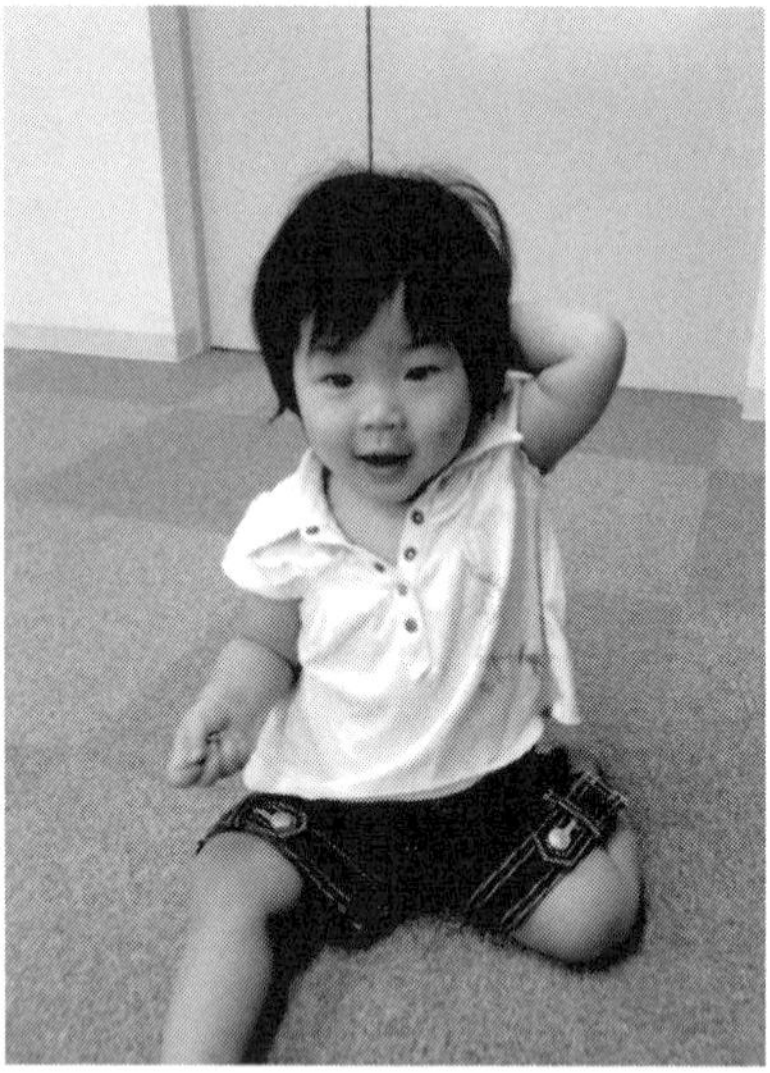

腎臓は、妊娠三カ月ころから機能しはじめ、妊娠五カ月ころに完成します。腎臓の機能を強化させるためには、腎臓の機能が完成する妊娠五カ月ころの心音が効果的である、と考えたからです。

結果は、素晴らしいの一言に尽き

ます。私の目論みは見事に的中しました。女児は一変しました。一皮むけたみたいに肌はツルツルになり、穏やかな表情になり、一回り大きくなったような感じがしました。

母親によく聞いてみると、**心音セラピーした夜に大量な汗**をかく。普段は汗をかいても布団が濡れることはなかったが、その日は布団が濡れるほどたくさんの汗をかいた。その翌日に、**大量の便が出た。**泥状の便で色は薄い茶色。

心理面がたいへん穏やかになる。自分が不快だと感じたときには「ギャー」と言っていたのが言わなくなった。**表情も柔らかくなった。**

入浴後、祖母に湯上げをしてもらってもギャーギャー泣かない。母親がお風呂から出てくるのを待つことができた。

オッパイを頻繁に欲しがるようになる。

その余りにも劇的な変化に、周囲の夫や祖母もビックリしていたとのことです。

先天性副腎過形成症の疑いと診断された低出生体重（二一八〇グラム）男児

●生まれた後の成長速度がとても早い。

出生一カ月後の血液検査の17α-OHPが高値（一三・一ng/ml）のため、先天性副腎過形成症の疑いがあると診断されました。

検査の約二週後より、心音バンクに登録しておいた妊娠五カ月の母親の心音を使った心音セラピーを開始しました。

心音セラピーを開始して一カ月後、17α-OHPは〇・六ng/mlに減少、生後五カ月には六五八〇グラムとほぼ平均体重に近づく。

母親によると、平均体重で生まれた三歳年上の長男よりも子育てはたいへん楽で、楽しくできたとのことでした。

今現在、四歳になり大きな病気をすることもなく、元気に幼稚園に通っています。笑顔が素敵な男の子に成長しています。

生後すぐに妊娠六カ月時の心音を使った男児

●子宮頸部異形成でクリニックに通院中の患者さんが、三回の「玄牝《げんぴん》治療」（著者独自の治療法）後に妊娠したケース。

出産予定日になっても、お腹の赤ちゃんが下へ降りなくて、このままだと帝王切開になると担当医に言われ、慌てて当院を受診してきました。早速、安産のお灸をしました。その翌日早朝に、破水したかのように大量の帯下があり、慌てて病院を受診。診察の結果は破水ではなく、その帰りに当院で再びお灸をしました。

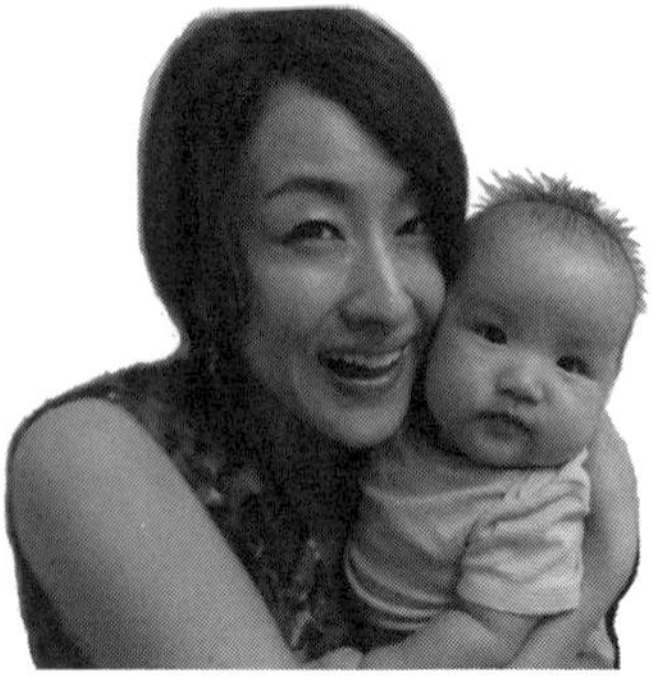

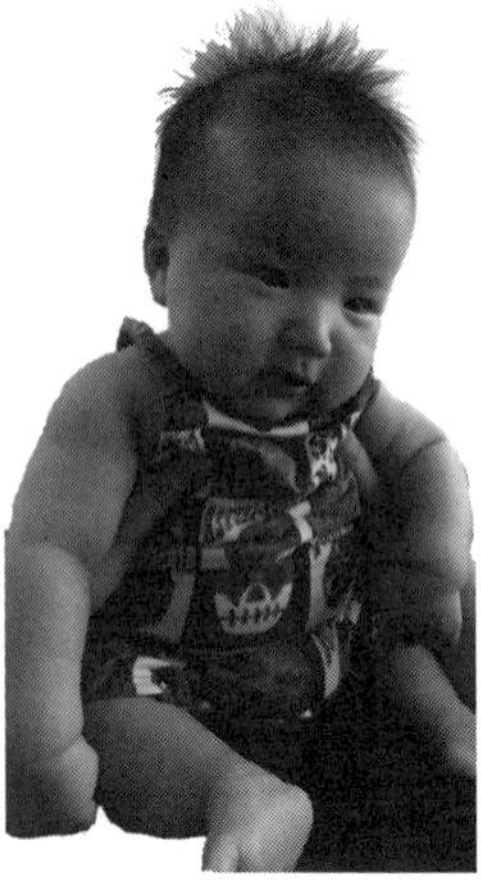

その夜、破水し、帝王切開することなく無事に男児を出産しました。

出産直後から、妊娠六カ月時の心音を使った心音セラピーを始めました。子供が夜泣きすることなく、お母さんは子育てがたいへん楽で、とても楽しいと言っています。

出生時体重は三〇〇八グラムと普通でしたが、その後、体重は二カ月半で六九〇〇グラム、三カ月半で八〇〇〇グラムと大きく育っています。

妊娠中の心音を使うと、生まれた後の成長速度がとても速いように感じます。

★お母さんの喜びの声

◆ケース①

私自身の治療のために、みかどクリニックに通い始め、ほぼ同時に心音セラピーもスタートして二年ちょっとが経ちます。元々おとなしい性格なのか、私がうるさ過ぎるせいか、ききわけがなさ過ぎて困るというのはほとんどありませんでしたが、逆に私にベッタリ過ぎるようなところもあり、もう少し強くなって欲しい、とは常々思っていました。

心音セラピーを受けて大きく変わったことが二つあります。

一つは、**甘え方がすごく素直にわかりやすくなった**ことです。四六時中ベッタリ、離れるとグズるという風だったのが、感情表現もわかりやすく豊かになりました。

二つ目は、明らかに**風邪の引き方が変わった**ことです。風邪っぽいけれど余り熱も出なかったのが、しっかり自分で高熱を出せるようになり、治った時とてもスッキリした顔つきになりました。また、すごく低体温だったのが、平熱も三七度前後まで上がったことにも感激しました。

先生がよく、「風邪を自力で経過できるようになると、その子の自信になる」と、おっしゃっていましたが、まさにその通りで、今ではどんな熱が出てもヘッチャラな感じで、「みかどに行くから大丈夫だよ」と自分で言うくらいです。

通い始めた頃は、風邪を引くと長いときで一週間くらいかかり、また風邪のぶり返しを繰り返していましたが、体質改善の時期を心音セラピーと共に過ごせたので、今はだいぶ風邪の経過も早くなりました。高熱が出ると先生に褒めていただき、本当に体が辛いときは何も食べずにひたすら寝て経過させれば良いということがこの時期にシッカリと身に着いたようで、逞しくなったことが本当に嬉しいと共に、私も見習わなければとよく思います。

先生に「本当に強くなった」「格好良くなった」とたくさん褒めていただいて、**本人もすごく自信がついたようで眼の奥が力強くなりました。**

四歳ちょっと前からはじめてもこれだけの素晴らしい変化が見られるので、生まれた直後、否、妊娠中からこの心音セラピーに出会えていれば……と、そこだけがとても残念です。

保育園やスーパーなどで、何をしても泣きやまず大騒ぎをして辛そうな子と、疲れ果てたお母さんを見ると、心音セラピーの拡がりを祈らずにはいられません。

◆ケース②

「産後、徐々に体調が悪化、自分の体を支えられないほどで、子供の夜泣きもひどく家族も疲れ切っていた頃、母が三角先生の本を手にしたことから、みかどクリニックに行き、心音セラピーと出会いました。子供が一歳三カ月の時です。しばらくは二日に一度のペースで通い、心音セラピーをはじめて三回ほどで夜泣きがなくなりました。

さらに続けていくと、**左の心音のときは落ち着く、右の心音は元気が出る**など子供の様子の違いを感じるようになりました。

幼稚園の頃になると、子供が「右がいい、左がいい」と自分で決めるようになり、心音セラピーをすると「気持ちがいい、元気になる」と言うようになりました。

はじめは必死で通っていましたが、子供と共に私も元気になっていき、先生が**「心音セラピーすると子供がかわいくてしょうがなくなるよ」**、**「子供が元気にな**

るとお母さんも元気になるよ」と言っておられた言葉は本当になりました。

どんな親御さんも我が子がかわいいと思いますが、「日を追うごとにかわいい」この深いところから自然にふつふつと湧き上がる、溢れる感情が出てくるのは、心音セラピーのおかげだと思います。

今、子供は八歳です。このように現在進行形で見えない絆を感じながら、日々以前よりも元気で過ごすことができています。

これから先、子供が思春期のときも、独立していくときも、ずっと良い関係でいられそうな感じがしています。

◆ケース③

私の子育てにおいて、心音セラピーはなくてはならないものになりました。もし、心音セラピーをしていなかったら子供たちをこんなに抱きしめることはなかったと思います。

子育ての考え方も変わりました。

子供にとっての一番の栄養は心が満たされること、と身をもって感じさせられました。心が満たされれば子供は元気になります。子供が元気でいることは、母親にとっても幸せなことです。

母親からの愛情を一番必要としている時期に心音治療と出会うことができ、本当に良かったと思います。

——＊——　——＊——

子育てで悩んでいる母親や子供を愛せないと感じる母親などたくさんいます。そんな子育て中のお母さん方にもぜひ心音セラピーを体験していただきたいと思います。

そして、たくさんの子供たちやお母さんにも互いの心を感じ取ってほしいと思います。

★子供は幾つもの節を乗り越えて成長していく

子供の病気は大人の病気とは違います。**病気を一つ一つ乗り越えて、子供は体を完成させていきます。**

熱などはその典型です。熱をだすことによって、子供は親から受け継いだ毒素を解毒し、成長の節目を乗り切っていきます。

子供は一直線に成長するのではなく、竹の節のように幾つもの節を乗り越えて成長していくのです。節を乗り越えるときに、熱がでたり、風邪をひいたり、また下痢や食欲がなくなったりします。

このように子供が成長していく姿を、昔の人は**「子供は熱をだしながら大きくなる」**と言ったのです。

しかるに、現代医療は子供の病気も大人の病気も同じように取り扱っています。私たち人類は、病気をも子供の成長に活用し、その体を完成させているのです。病気や熱を必要以上に恐れて安易に薬に頼るような子育ては慎むべきです。

病気をしても「子供のもつ自分の体力」で経過することが大事です。子供は大人になる資格を備えているとも言えます。

時々風邪をひいたり下痢をしたりしているほうが、将来を考えると素直な成長をします。無病のまま大きくなった子供は弱いのです。

子供の治療で最も肝要なことは「育つを育てる」ことにあります。

そして、**最もやってはいけない治療がこの育つ力を妨げることです。**性急に病気を治そうとするあまりに、現代医療はこの過ちを犯しているのではないでしょうか。

病気の症状のみを取り除くことに専念し過ぎてはいないでしょうか。子供の育つ力を無視してはいないでしょうか。

子供は大人を小さくした生き物ではありません。
子供は日々成長しています。
子供の病気は、この成長する力を伸ばしてやれば自然に消えてなくなります。
このことを実証したのが心音セラピーです。

心音セラピーで多くの病気が良くなるのは、子供が元気溌剌になった結果に過ぎません。

子供は何よりも健康であること。

強くたくましい心身で、活き活き溌剌と生きるように育てることが第一です。

単に安全無事を拠り所として、丸々と肥らせることとは、育てるとはいえない。

どんな環境にも耐え、苦にしない、明るく、大らかな子供に育てることが大事です。

素直な気持ちで他人の言うことも聞けて、気取らないで自分の言いたいことを言えるようにすることも、また必要です。

★子供はゆっくり大人になるように育てるべき

子育てにおいて、**子供の体は年齢によって発達する部分が異なる**ことを知っておく必要があります。体全体が一つになって発育していくのではないのです。

例えば、三歳までに消化器が育ち、三歳から五歳まで大脳が発達、五歳から八歳で呼吸器が育ちます。八歳から腎臓が育ち、生殖器が育つのは思春期です。

呼吸器が未熟なうちに親が力づくで、強制的に感情を抑えると、子供は喘息になったり、呼吸器の発達を妨げます。喘息の子供の後ろには眼を三角にした母親がいるのです。

八歳までの泌尿器がしっかりしていないうちに、誰かと比べるような叱り方や誉め方をすると、子どもは極端な劣等感をもってしまいます。または、誉められたいために、人の足を引っ張ったり、誰かをけなしたりするようになります。

生後一三カ月は子育ての根幹です。前に述べたように女児は生後一三カ月、男児は一五カ月までは保護する必要があります。健康に育てることが大事です。

生後一三カ月は体の土台をつくる時期なので無病で過ごすことが良いが、それ以降は、体の成長と共に子供は病気をします。

病気をしては乗り越えながら、心身を発達させて大人になっていくのです。

生後一一～一三カ月は、最初の成長の波のピークで、言葉を覚えて喋りはじめます。この時期は、脳膜炎にかかりやすいので予防接種は避けたほうが無難です。

そして最初の躾《しつけ》の時期です。「これはいけない」と言い聞かせるとわかります。

三、四歳になると、「良し悪し」がわかるようになります。自分で何でもやろうとする独立の時期です。独立の時期になったら、独立した人間、自由な人間をつくることを目標とします。

完成を親の手でやってしまわないで、子供自身の手で完成させることが大事です。

例えば、服のボタンをはめるときには最後のボタンだけは子供本人にはめさせること。時間がかかり過ぎるからという理由だけで全てのボタンを親がはめてはいけない。

この独立の時期に根性がついてきます。**躾を身につけさせるときです。**躾がないと、持っている美しさを発揮することができません。

大人になっても躾のない人は気の毒です。

四、五歳は子供の体質改善の時期です。虚弱体質を改善するにはもってこいの時期です。**この時期に心音セラピーをすると、子供はとても元気になってきます。**

生まれた子供が早く育つことを望むのは親として当然のことですが、**例えば早く歩き、早く歯が生えるということは栄養が不足している現象**で、栄養が充ちていると歯の生えるのも遅く歩くのも遅い。言葉も、人見知りするのも、遅いほどよいのです。

そうすると独立期も遅くなるが、その方が素直に伸びます。

子供はゆっくり大人になるように育てるべきで、体だけ大人並みになっても、感情は子供のままで、衝動でつい動いてしまったり、カッとなったら見境がなくなるようなのは、成熟が早すぎて内容が充実していなかったからです。

人間の感情は、動物の感情のように粗ではありません。**内容的な充実の大部分は豊かな感情や情緒です。なかでも思いやりとか、恥じらい、静かな心、和やかさなどといったものです。**

初潮が早くなったということは、決して喜ばしいことではないのです。健康に育てるということは、成長を早くするとか、早熟な子供にしてしまうことではありません。

内容的に充実して育つように育てることが大事です。

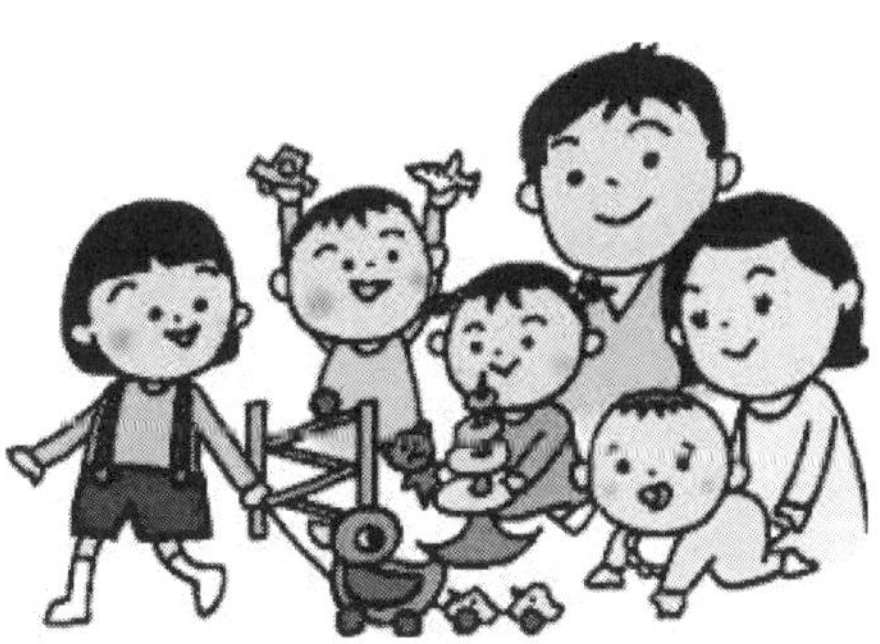

七章

大人になってからでは遅い

★育児の注意すべきポイント

◆話しかけ、話し合い

子供相手に話をしても通らないと決めている母親がいますが、話がわかるから言葉を覚えるのです。

言葉が遅いと心配する母親がいますが、話しかけがおこなわれていなければ当然です。

◆抱いてみて子供の重さを感じる

子供の異常は、抱いてみて子供が軽いか重いかで察知できます。抱いてみていつもの重さであれば、何事もありません。妙に軽いときは要注意です。頭を打ったとか、心が不安とか、体調をこわしている場合が多い。

しかし最近では、この重さの変化を感知できない母親たちがたくさんいます。これでは子育てはうまくできません。熱がでても重さがどっしりと感じられたら何も心配いりません。

体重計で量った重さではありません。体重計で測定すると子供の体重には変化はありません。人間のからだは緊張したときと弛緩したときとで、同じ抱いていても、背負っていても重さが違う。体重計ではわからないが、人間には感じることができます。

◆赤ちゃんの健康状態は内股の弾力で判断する

栄養が充実すると**内股に弾力**がでてきます。

内股をつまんで弛《ゆる》いときは栄養が不足しています。

顔が大きくなり内股が弛んでいる時は穀物偏重、内股が堅く顔が小さくなるときは肉食偏重です。

乳児期には穀物食に偏ると体の外部に対する抵抗力が弱くなり、肉食に偏ると神経過敏になります。

◆赤ちゃんの泣き方の見分け方

口のきけない赤ちゃんは要求を表すのにいろいろのジェスチャーをするが、それが通らないと泣き出して、泣き声を言葉に代えます。

赤ちゃんが生まれてから泣くときは、

●お腹が空いたとき
●大小便の出たいとき
●体の位置がわるいとき

あとは、病気のときです。

◆赤ちゃんの睡眠は深く眠らせること

赤ちゃんの健康には睡眠ということが最も大切です。

第一番の問題は深く眠らせること。**眠りが浅いといくら栄養を与えても吸収しません。**

抱いたときに体が軽いような場合は、まず眠りが浅かったのでは？　と考えてみてください。

食べさせても肥らない場合も眠りが不十分で、眠りを深くさせる必要があります。**眠りが深くなると、寝ているときにお腹で呼吸します。**

よく赤ちゃんの首が曲がって片寝ばかりしている、頭がいびつになるといって心配するお母さんがいますが、**オシメをとって足を自由にしてやると、首は自由になります。**

大人だって長く座れば膝をくずします。赤ちゃんだって体を自由にしたいのです。その要求を無視して、ただ親の便利のためにオシメを当ててギューと縛ってしまって、頭がいびつになるまで寝かしておくのは、残酷な話です。

時折、クリニックで後頭部がへしゃげて平らになっている子供を見かけることがあります。そのようなケースには、オシメを少しゆるめにするようにアドバイスします。

子供を寝かせるときには、親は細心の注意をする必要があります。

風通しのよい部屋は厳禁、扇風機も厳禁です。

◆入浴後は水を飲ませる

入浴後は水を飲ませる。

水を飲ませないと、強情になります。

泣き出すといつまでも泣く、泣きじゃくる。これは水が足りない現象です。

お乳は水だから間に合っているつもりでいるお母さんたちがたくさんいますが、

空腹の中には渇きの要求があることを知ってください。

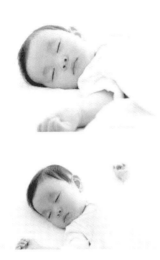

◆栄養が足りない場合

極端な栄養不足の場合はともかく、普通に食べていて栄養が足りなくなったとき、栄養ある食べ物を多く与えて補充しようとするが、栄養補充にはまずいったん栄養を減らして、体内の栄養要求を誘導してから与えることが大事です。

まず与えるのではなく、まず減らして、その後で与えることが大切です。

★良い赤ちゃんはそこにいるだけで人々がニコニコ近づく

良い赤ちゃんはそこにいるだけで周囲を心地よく引き付けます。

ある赤ちゃんは、部屋に入るとたちまち衆目を集めてしまう。ただ、そこへ寝かされているだけで人々はニコニコしながら近づく。

ある赤ちゃんはいても人々は無関心、物がおいてあるのと同じような眼で見る。

ある赤ちゃんが泣くと他の人はニコニコ顔で話しかける。

ある赤ちゃんは泣いただけで人々はうるさがる。

要求や主張がハッキリしている赤ちゃんは良い。大人しくとも、他に働きかける力の弱い赤ちゃんではいけない。

★栄養が足りないと、股関節や足首が狂う

子供の栄養が足りないと、股関節や足首の異常が生じます。生後一三カ月の時期に栄養が悪いとそうなります。子供の時期にきちんと栄養を与えていますと、足首がうんと細くなって締まっています。

早く歯が生えたら栄養が落ちたためです。歩き出すのも遅いほうがよいのです。

子供が一日でも早く歩いてくれることを願わない親はいません。

「うちの子は、もう立って歩いているのよ」と、早いことを自慢する母親がいますが、早ければよいというものではありません。

東北地方の農村では、昔から一歳の誕生日前に赤ちゃんが立って歩いたりしようとすると、わざわざ餅をついてそれを赤ん坊にぶつけ、転がしたりして歩かないようにするという風習が残っているといいます。

赤ちゃんが早く歩き始めることを喜ばないだけではなく、「シナイ（実のない米）の先ばしり」と言って嫌っています。

昔、歩けない赤ちゃんを少しでも早く歩かせるために、歩行器を使うことが流行したことがあります。これはたいへん危険なことです。

絶対やってはいけません。

赤ちゃんを無理やり歩かせるとどうなるかというと、股関節の発達が部分的に抑制され、股関節の変位（ズレ）の原因になります。

股関節の変位は月経痛や月経不順、さらには不妊症などの原因となります。

赤ちゃんが立って歩けるようになるまでには、絶対に踏まなければならない段階があります。

その記念すべき第一歩は**首のすわり**です。

次は**寝返り**です。寝返りの真の意味は陰陽の逆転です。

そして、**ハイハイ**。ハイハイがうまくできるようになってくると、**つかまり立ち**。

ここまで来て初めて一人で立って歩けるようになります。

たとえそれが親心としても、こうした自然の成長段階を人為的に早めたりしては絶対にいけません。それでなくても最近の赤ちゃんは、立って歩くまでの期間がだんだん短くなってきています。

とくにハイハイからつかまり立ちが早すぎます。ハイハイの期間が短すぎると、股関節を形成する臼蓋に異常が生じやすくなります。この臼蓋の形の異常と脳障害には深い関連性があります。

たとえば、脳性まひの子供には、股関節脱臼や臼蓋形成不全をともなっている場合が非常に多くあります。

このことにいち早く気づいた先人がいます。股関節の変位を矯正して病気を治す磯谷式力学療法の創始者・磯谷公良氏です。

脳性まひの原因として股関節脱臼を新聞で発表したところ、「馬鹿げた話だ、医学界は反論」という記事が掲載されたそうです。

★現代医療の過ち

本来、子供の病気は大人に比べて治りやすい。それを難しくしている原因のひとつに現代医療があると私は考えています。

とくに、子供に解熱剤を安易に使う熱の治療には大きな問題があります。

今から半世紀以上も前に、野口晴哉師はこのような熱の治療の蔓延するのを危惧すると同時に、若者たちの痴呆という新たな病気の出現を予言しています。

その予言は、今現在の、若年性アルツハイマー病（四〇代から六五歳までに発症するアルツハイマー病。通常、アルツハイマー病にかかる人は六五歳以上の高齢者がほとんどであるが、それと比較すると若い中高年年者に発症することから若年性アルツハイマー病と呼んでいる）という形で現実のものとなってきています。

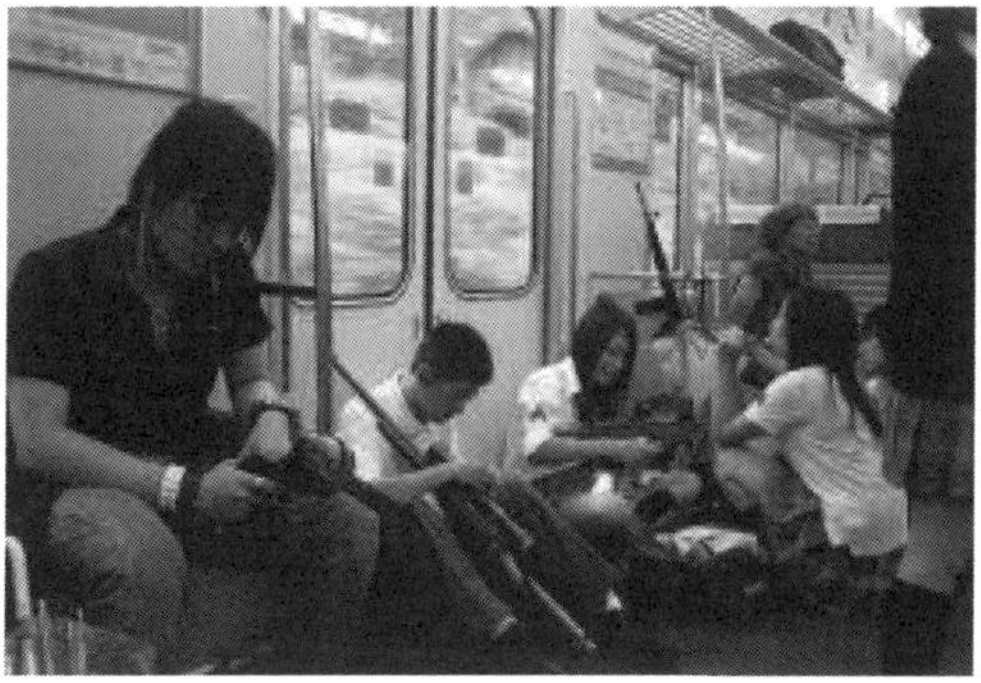

しかし、野口師はさらなる低年齢層の若者の痴呆の出現を予言しているのです。

最近、物忘れ外来を訪れる患者の若年化がどんどん進んでおり、**スマホ認知症**という新しい病気ができてきています。

ある脳外科の外来には、二〇代から三〇代の若者が認知症外来の中で一〇％近くも占めているとのことです。まさに、野口師の予言した通りになってきています。

★子育て文化を文明にした心音セラピー

「心音セラピーは、子育て文化を文明にした。心音セラピーは絶対広めなければならない」

某鍼灸師の言葉です。

確かに、子育ては地域、国、民族によって違いがあります。しかし、このような子育て文化の壁を破って、**母親の心音を使うことによって子育てを母子間の問題として解決したのが心音セラピーです。**

ソニーのウオークマンの登場によって、音楽が日常に容易に取り込まれ、若者の間で生活文化になっていきました。

これと同様の現象が、心音セラピーの登場によって子育ての現場でも近い将来に必ず起こると思います。

心音セラピーが全国に広まると、さらに世界的スケールで広まると、子育ての現場はもちろんのこと、子供の治療もまた間違いなく一変します。

★キタキツネの親子の関係は「契約」

最近の日本では、親の子殺し、子の親殺しといった具合に、親子の関係が大変おかしくなってきています。

子は親の背中を見て育つと言いますが、親の背中がおかしくなってきたのでしょうか。それとも子供の質の問題なのでしょうか。

今、子供の親への「孝」という行為は遠い昔話に成り果ててしまったようです。また、子供の道標となる大人も少なくなってきたのでしょう。

「恩を忘れた奴は犬畜生だ」「犬畜生に成り下がる」という言葉がありますが、果たして野性動物はそんなに人間よりも劣っているのでしょうか、否定されるべき存在なのでしょうか?

私は、それは人間の偏見と考えています。

キタキツネの子育てを見ると、野生動物の子育てがいかに素晴らしいかを理解することができます。

キタキツネは春から夏にかけて親が子どもを愛情たっぷりに育てます。キタキツネのお父さんは、家族にせっせと餌を運び、外敵から巣穴を守り、子供には危険な目にあわないよう教育し、餌の取り方を教えます。

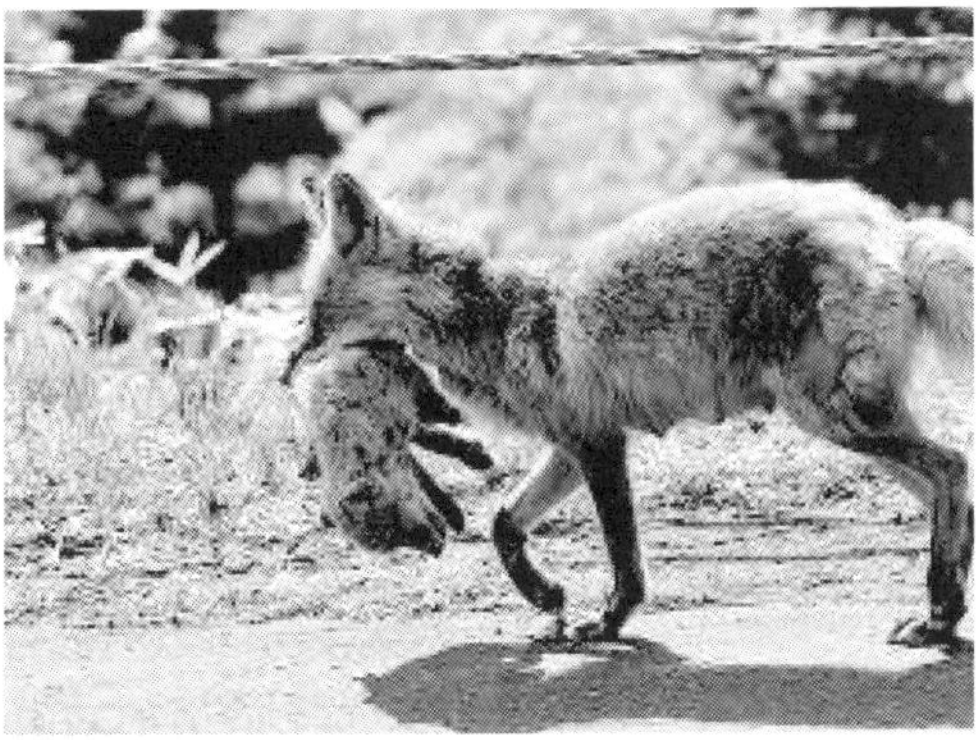

ところが夏の終わりになると親は豹変、文字通り牙をむいて子供を縄張りから追い出します。お母さんキツネも今までのような躾の甘噛みではなく、容赦なく追い立てて強く噛みつき、子供を追い出します。お父さんもそれに加勢します。

まだ甘えたい子供は混乱しますが、厳しく跳ねつける父母を前に、自立のときを察して、遠く離れていきます。

これを「子別れの儀式」と呼んでいます。その背景にあるのが、**親子の契約切れ**です。

親子の契約が切れたから巣から出て行きなさいという行為です。キタキツネの子にすれば自立するときが来たということでもあります。

親子の契約切れの後、違う場所でその親子がすれ違ったとしてもそこには親子の情というものは一切ありません。その節はお世話になりました、というようなの人間の親子の挨拶や恩情などはありません。

ここから、育ててもらった恩を忘れるような奴は犬畜生だ、という言葉が出てきたのでしょう。

しかし、それは人間側の勝手な解釈です。野生の動物の世界では、親子はあくまでも契約であり、契約が切れたらまったくの赤の他人です。そのように本能の中に深く刻み込まれているのです。

契約期間中は、親は子のために最善を尽くします。労を厭わず、本能のままに一心不乱になって子育てに専念します。

どんな動物の親でも、育てるということは知っています。種族保存の本能です。

★子育ては理性や知識で行わず母性という本能に委ねる

野生動物のように本能に従って子育てをしている限り、**子育ては快で、楽しいものです。**多大な労力を伴っても決して苦しくありません。

しかるに人間の世界では、知識で育てるつもりになってか、勘が鈍ったのか、育児が快感でなく苦痛になっています。勘さえあれば、すぐにわかることがわからず、いよいよ難しくなり、負担になるのは、頭（知識）でもって子育てをしているからです。

「赤ちゃんを元気に、健やかに育てる」ということが、野生の動物に比べて人間はうまくできない。

とくに、最近の母親たちはひどい。それは、子育ては母性という本能に委ねるべきものであるのに、理性や知識でおこなおうとするからです。

時間を決めて授乳するなどはその典型です。

★七歳までに盤石な身体を築き上げることこそが、どのような治療にも勝る

朝早くからパチンコ店の前で整理券をもらうために行列をつくって並んでいる若者たち。皆一様に、だるそうに精気のない表情をしている。

その中の半分ぐらいは、地べたにだらしなく座り込んでいる。中には若い女性もチラホラ。下着すら見えるその姿に、私は破廉恥を通り越して醜く、汚らしさを感じます。

早朝、「スターバックス」でコーヒーを飲みながら空想に耽るのを私は日課と

しています。そのときに見かける風景です。

膝を曲げてヒョコヒョコと歩く若い女性が、ホストクラブ帰りの茶髪の若い男と腕を組み、時には嬌声をあげながらだらしなく歩いている。ツバをところ構わず吐き捨てながらフラフラと歩いている茶髪の若者。

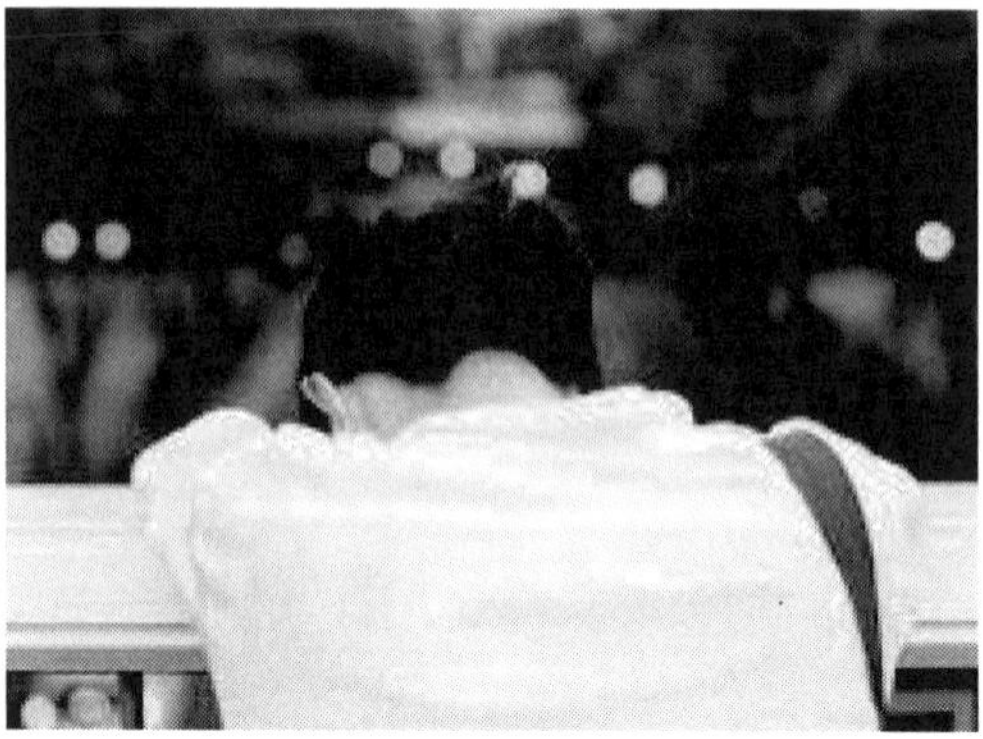

こんな光景を見るにつけ、大人になってからでは遅い、と痛感します。大人になって体質を改善し、身体能力を高めるのは非常に多くの労力を要します。

また自ずとその限界もあります。子供のうちにしっかりとした身体をつくる方がはるかに簡単です。

道教の書に記されているように、神に守られている七歳までに磐石な身体を築き上げることこそが、どのような治療にも勝るのではないでしょうか。

おわりに

クリニックの患者さんに学校の先生が何人かいます。皆さん一様に言います。
「親の子育てができていない」と。
私にも思い当たることが多々あります。
つい最近、こんなことがありました。

雨降りの日に乳母車を押しながら傘をさした母親を見て驚きました。と同時に、その無神経さにたいへん悲しくなりました。
母親は連れの女性と話に夢中になって乳母車を押していました。雨は土砂降りではありませんでしたが、傘をさした母親の下にある乳母車の中に、雨が降り注いでいました。当然、赤ん坊は不機嫌そうでした。私には寂しそうな顔に見えました。

この母親には乳母車の中の我が子への気配り、配慮はまったく感じられませんでした。自分が濡れなければ子供も濡れないとでも思っているかのようでした。

最近、このような気配りのできない無神経な母親たちが増えてきています。母性が枯渇し、自己中心的にしか物事をとらえきれない母親に育てられた子供は、どのように育つのでしょうか。

子供がぐずって泣けば、まるで動物のエサやりのように口の中にお菓子を放り込む。言うことを聞かねば怒り、熱が出れば、あたかも自分の不安や恐れを取り除くのを優先させるかのように、すぐに解熱剤に頼ってしまう。

自分の母親を見ない肉塊のような太った赤ちゃん、表情の乏しい感受性の鈍い赤ちゃん、痩せて元気なく皮膚のカサカサした赤ちゃんの何と多いことでしょう。

「幼児を折檻してひどい目に合わせる親が一番頭にくる」

この言葉に対して、整体創始者野口晴哉師は次のように返答しています。

「私はそういう親に腹が立つより、そういう親に、なお泣きながら追いすがる以外にない子どもの切なさが、哀しくなる」

この師の言葉に、思わず眼がしらが熱くなるのは私一人ではないでしょう。こんな凄い言葉を吐ける人間が、今の日本に果たして何人いるでしょうか……。

しかし、嘆いているばかりでは何も変わりません。批判したところで何も変わりません。もちろん、きれいごとを並べても難問が山積した子育ての現状は何も変わらないことは誰でもわかることです。

子供は、日本、世界の未来を担う存在です。この子供たちが、明るい、楽しい、夢のある未来を描けるようにするにはどうしたらよいでしょうか。

どんな環境にも耐え、苦にしない、明るく、大らかな子供に育てるにはどうしたらよいでしょうか。

私は、医者になって四〇年の歳月を費やして、一つの解決策を独自に開発することができました。自信をもって子育て中のお母さんたちに提供できます。

それが、心音セラピーです。

弱々しかった子供が、強く、笑顔の素敵な強い子供になってきます。

そして、お母さんは子育ての楽しさを実感できます。

特に、妊娠中の母親の心音を使った心音セラピーは別格で、子供はまったく夜泣きすることなく、元気にスクスクと大きく育っていきます。

心がとても大らかで、子供にもかかわらずドッシリととても落ち着いています。

心音セラピーが日本全国に普及すれば、子育ての多くの問題は解決できる。

これは、心音セラピーを独自に開発した私の揺るぎない確信でもあります。

二十一世紀は「**新しい神話の始まり**」です。現代の私たちは、どのような神話を創れるでしょうか。

それは、子供が眼をキラキラと光り輝かせながら夢を語る社会に相応しい神話であって欲しいものです。

そのためには、生命への揺るぎない絶対的な信頼、信じる強さに基づいた生命賛歌の物語でなければなりません。

二十一世紀の神話は、日々の生活に根付いた平凡なお母さんたちの手によって創られると私は確信しています。

平凡な主婦の素朴な疑問から引き起こされた歴史的な事件に、大正時代に起きた**米騒動**があります。

それは、富山県の小さな漁村の十数人の主婦たちが米屋に押しかけ、安売りを要求したのが事の始まりです。この小さな火の手は瞬く間に全国へ飛び火しました。そして、当時の内閣が総辞職にまで追い込まれました。

その発端は、「なぜ、毎日汗水垂らして真面目に働いているのにお米が買えないの？」という平凡な主婦の素朴な疑問から始まったのです。

参考文献

『逝きし世の面影』渡辺京二（平凡社）
『誕生前後の生活』野口晴哉（全生社）
『育児の本』野口晴哉（全生社）
『胎児の世界』三木成夫（中公新書）
『赤ちゃんの夜泣き・ぐずりがピタリとやむたったひとつの方法』三角大慈（コスモ21）

母子の絆を強くする

心音セラピー

著　者　三角大慈
発行者　真船美保子
発行所　KKロングセラーズ
東京都新宿区高田馬場 2-1-2　〒 169-0075
電話（03）3204-5161（代）　振替 00120-7-145737
http://www.kklong.co.jp

印　刷　中央精版印刷(株)　　製　本　(株)難波製本

落丁・乱丁はお取り替えいたします。※定価と発行日はカバーに表示してあります。

ISBN978-4-8454-2418-4　Printed In Japan 2018